50歳から始める介護されない体づくり

食事とストレッチで健康寿命を10歳延ばす

著者 杉山ゆみ（管理栄養士・健康運動指導士）
監修 今村幹雄（医学博士・日本体育協会公認スポーツドクター）

合同フォレスト

はじめに

健康寿命を10歳延ばすために

初めまして。管理栄養士・健康運動指導士の杉山ゆみと申します。本書を手に取っていただき、ありがとうございます。

あなたは、この本の書名にある〝介護〟という言葉が気になって手にしてくださいましたか。もしくは〝介護されない体づくり〟という言葉に反応し、「その秘訣を知りたい」「周囲に伝えたい」と思われる方もいらっしゃるかもしれませんね。


人間が何歳まで生きられるかを表す「平均寿命」という言葉がありますが、最近は「健康寿命」という言葉も耳にされる方が多いと思います。

平均寿命とは「零歳の者があと平均何年生きられるかを示した数」（大辞林）であり、「寝たきり」や「認知症」といった介護を必要とする期間も含まれます。

一方で、健康寿命とは、国連の世界保健機関（ＷＨＯ）が取り入れた新しい指標で「零歳の者が健康で何年生きられるかを示した数」（大辞林）ということ。つまり、介護などを必要としない期間が生涯で何年あるかということです。

その平均寿命と健康寿命の差は、日本人の場合はなんと男性は約9年、女性は12年強（「健康寿命の延伸と健康格差の縮小」厚生労働省）。これは、たとえ平均寿命が世界一でも、決して健康な状態で長生きしているわけではないということを示しています。平均寿命とともに健康寿命も延びてはいるのですが、その差は縮まりません。健康に対する意識が高まっているにもかかわらず、健康を保てなくなっているのです。

将来寝たきりになって介護を必要としたり、病気で入院するなどの不健康な期間があると、本人が不自由であるのはもちろん、医療費がかさむなど家族や周囲への負担も大きくなります。

また、これから日本を支えていく若者の人口は減っていく一方であり、この先十分な医療を受けられるという保証すらありません。

――では、どうすればいいのでしょう。自らが将来介護を受けることなく元気に過ごすために、いまからできることは何でしょうか。

そんな状況に危機感を抱き、私は本書を**「一人ひとりが健康と食事のバランスに気**

をつけ、元気に長生きしてほしい」という思いで書き上げました。管理栄養士として30年、健康運動指導士として20年にわたって生活習慣改善のアドバイスを行ってきた自らの経験を存分にお伝えしています。

具体的には、「運動」と「食」の両面からのアプローチで構成されています。

運動面では、私が幼いころから親しんでいたバレエやダンスの要素を取り入れて考案したストレッチのうち、自宅でも実践しやすいものをご紹介しています。**QRコードで動画もごらんいただけるよう工夫を凝らしました。**

ストレッチをすることで凝り固まった筋肉がほぐれ、動きがしなやかになり、見た目も美しくなることでしょう。実際にレッスンを受けていただいた方々にも「下半身のむくみがとれた」「腰痛やひざの痛みが改善された」「姿勢がきれいになり、若々しくなったと言われた」などと好評です。

食事面では、「食は薬」と考えてアドバイスをしてきた経験をもとに、普段どのような食材を取り入れたらいいのかを具体的にご紹介しています。食事は細胞、筋肉や骨をつくり、体の中からきれいになる大事な要素です。
この本をもとに、栄養のバランスに気をつけて、食事を楽しんでいただければうれしく思います。

運動と食事、どちらか一方だけでは本当の健康を得ることはできません。運動で筋肉を使うためには、もととなる栄養が必要であり、栄養が偏っていたら十分な力を発揮できません。また、食事だけを完璧にしても体を動かさなければ、筋肉は萎縮し老化が早まります。

運動と食の両方が一緒になって働くことで、1＋1は2ではなく、数え切れないほどのいいことが起こります。体が健康になることで、気持ちまで元気になり、やる気が出て、物事を明るく受け止められるようになるのです。
むずかしいことは何もありません。どれも楽しみながら実践できるものばかりです。それらを毎日ほんの少しでも意識していただくことで、みなさんの日々の暮らしが明るいものに変わっていき、それが心身の健康につながるはずです。

この本を通して、ひとりでも多くの方が生涯介護を必要としない「健康寿命」を延ばしていけるよう願っています。

２０１７年１月吉日

管理栄養士・健康運動指導士　杉山ゆみ

第1章　体型の変化を自覚することで老いの加速を知る

第2章 鎖骨、肩甲骨、骨盤を動かすと老化が防げる

第3章 過食と間違ったダイエットは老化を進める

第4章　食と運動で健康寿命が10年延びる

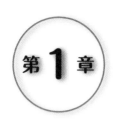

第1章

体型の変化を自覚することで老いの加速を知る

1 体に気持ちを向ける

老いの自覚はどのように現れるのでしょう。

老化は20代から始まるといわれます。20代の若者が「年を取った」と口にしているのを聞くと驚かされますが、しっかりと自覚することは大切です。それに気付くと、体のいたるところに老いを感じるようになります。

老化は肌や髪、筋肉、骨、内臓、血液循環、内分泌など体の各所に起こりますが、一番実感できるのは体型の変化ではないでしょうか。

街を歩きながらふとガラスに映った自分を見て、姿勢の悪さにドキッとしたり、写真に撮られた後ろ姿にショックを受けたことはありませんか。久し振りに再会した友人が老けていたり、親を見て年を取ったなと感じるのは、お年寄り体型になった姿がそう感じさせるのでしょう。

あなた自身の老いを加速させないためには、自分の体に気持ちを向け、お年寄り体型を防ごうとする意識が大切です。

2 老いは体型の変化からやってくる

私たちの体型は、年代とともに変わってきます。

10代のころは顔に丸みとハリがあり、ふっくらした頬は若さとかわいらしさの象徴です。年齢を重ねるとともに頬の肉が落ち、大人の顔になっていきます。このころは筋肉量も多いので、体内の代謝量も大きく、少しくらい食べすぎても簡単に体型を戻すことができます。

20代も後半になると二の腕やウエストが緩み出し、ボディーラインが崩れはじめます。基礎代謝量や筋肉量は20代前半

■年代とともに変わる体型

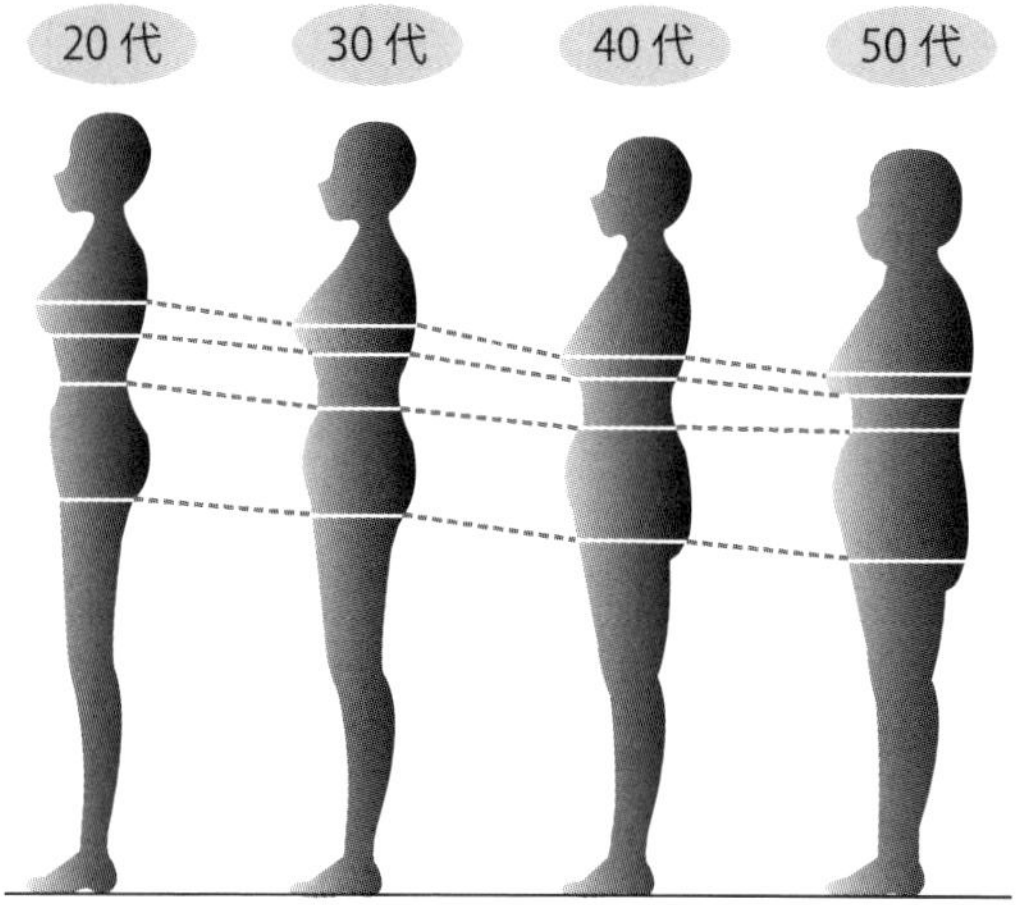

をピークに減少が始まり、悪い姿勢でいると背中が丸くなり、バストの下垂も見られるようになります。

30代は筋肉量やホルモンの減少に従い、脂肪が増加してくる時期です。下腹部や腰の周り、背中にぜい肉が付き、服のサイズの大きくなる人が増えてきます。

40代はぜい肉が目立ちはじめ、重力の影響で脂肪がたるみ、体のメリハリが失われてきます。女性ではくびれが喪失し、男性ではおなかの肉がズボンの上からはみ出てくる方が多くなります。

50代以降は個人差がとても大きく、老いるのが早い方といつまでも若々しさを保っている方との違いが顕著になってきます。筋肉量の減少に伴い、上半身はしっかりとしているのに、ヒップが痩せ細るタイプの方では、張りのないヒップになります。逆に、ヒップやひざの上、足首に脂肪のたまる方では、血流やリンパの流れが悪くなります。


老いは突然やってくるわけではありません。ゆっくりと分からないくらいに、しかし、気が付くとハッとするほどあちこちに変化が出てくるのです。

3 おなか周り＝バストの「ドラえもん状態」

若いころはくびれていたウエスト、腹筋が見えるほどに締まっていたおなか。しかし、年月とともに体が緩んできていませんか。放っておくと、体はポッコリおなか、ずん胴、おなか周りとバストが同じ大きさのドラえもん状態になってしまいます。

そんなドラえもん状態の人と体にメリハリのある人が並んだとき、大きく違いが出るのはどの部分でしょうか。上のイラストを見てみましょう。

ドラえもんは、首が見えなくて頭と胴体の区別がありません。同

■体にメリハリのある人と並ぶと…

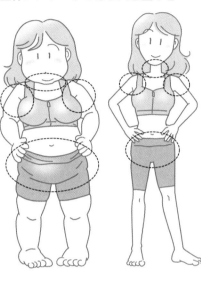

時に腕も胴体に入り込んでいて、脇のくぼみや鎖骨が見えません。下半身を見てみると、ウエストや骨盤がどこにあるのか、ヒップの形も分かりません。首、腕のつけ根、骨盤が胴体と一体になっているのです。

つまり、**頭も腕も骨盤もそれぞれが動くのに、十分に動かさないと胴体に入り込んでしまったような姿、それがドラえもん体型なのです。**

ドラえもん自体はかわいいのですが、人間の体型の話となると問題がたくさん出てきそうです。たとえば、動かさないところは硬くなり、コリや痛みとなって現れるはずです。首、肩、腕の周り、そして、骨盤周りの脚のつけ根や腰はコリやすい部分なので注意が必要になってくるでしょう。

4 脂肪は年齢とともにおなかに集まる

くびれていたウエスト、筋肉でキュッと締まったおなか周りは、いつの間にか筋肉から脂肪に変わってしまったようにぜい肉がついてきます。一般的に20代と比較して50代の体型の変化は、バスト、ヒップ、ウエスト、太ももすべてが太くなる傾向にあります。特にウエストの変化が大きく、脂肪がおなかの周りに集まります。

脂肪は、体に多くのいい働きをしています。たとえば、体温を保持し体を温めたり、しっとりしたお肌をつくったり、体内の臓器を包んでクッションの役割もしています。体にとってなくてはならないもので、決して悪者ではありません。

しかし、必要以上に体脂肪が増えて体内にたまってしまうと、皮下脂肪、内臓脂肪となって定着してしまうのです。体内の脂肪の増加により、血中脂肪が増え、血圧も上昇し、肝機能への影響も出てくるようになります。

体型の変化は個人差が非常に大きく、普段からご自身の体重、体型の管理をしている人は50代になっても若いころの体型を保っています。**何もしないでいると、体型は間違いなく老人化してしまいます。**

5 腰痛と骨盤の関係

体の中心、土台ともいえる骨盤は、思っている以上にあらゆる角度に動かすことが

できます。前後左右はもちろん斜めにも動きますし、ぐるりと回すことも可能です。
　立って足を肩幅に開き、ひざを軽く曲げ、骨盤（ヒップ）を左右に揺らしてみてください。体が硬い方は、骨盤を動かしたときに肩や頭まで横に揺れてしまいます。肩や頭が大きく動くことなく骨盤を回せるようになると、腰の周りが柔らかくなり、骨盤の左右差やゆがみの解消に役立つ動きになります。

■骨盤の仕組み

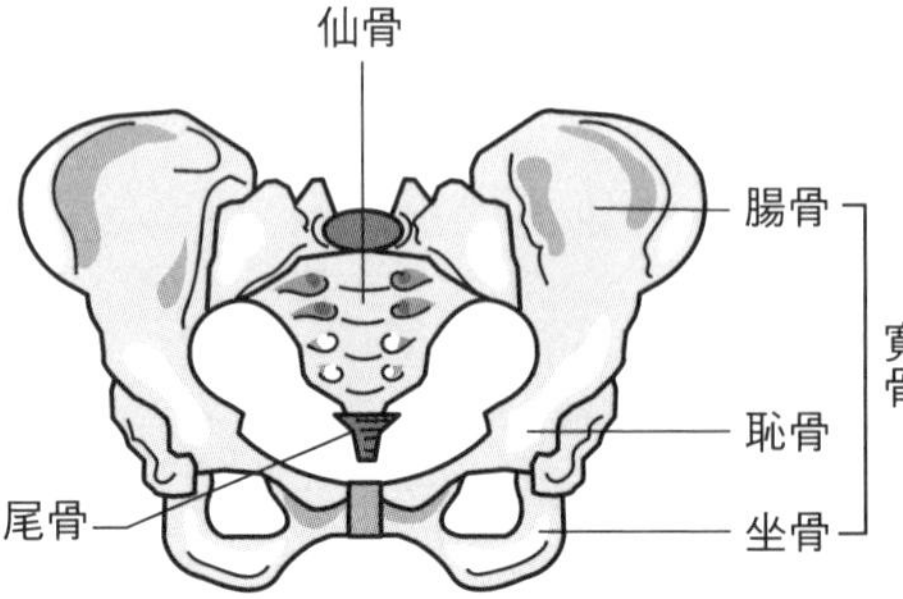

　骨盤の柔軟性は、股関節やひざ、足首の柔らかさに影響し、姿勢や発声にも違いが見られます。運動をされている方や歌唱する方にとってはパフォーマンスに差が出てくるほど重要です。

　骨盤は大きな1つの骨のようですが、実はいくつかの骨が組み合わさって、成り立っています。左右にある蝶の羽のような形をした寛骨《かんこつ》、その真ん中にある仙骨《せんこつ》、仙骨の先端の尾骨《びこつ》です。左右の寛骨は、腸骨《ちょうこつ》、恥骨《ちこつ》、坐骨《ざこつ》を総合した呼び名です。たったこれだけの骨で構成される骨盤が土台をつくっていて、そこから背骨が積み上げられています。

したがって、**骨盤がゆがむとその上の背骨もバランスを取るためにゆがみます。**アンバランスな状態がずっと続くと、体は痛みや不快感をあなたに伝えてきます。

特に、骨盤に一番近い腰の部分に痛みを感じることが多いのです。腰は骨盤のように大きな骨で支えられていないので、背筋と腹筋でしっかり支えていないとゆがみやすいのです。

骨盤がゆがんでいると、以下のようなことが起きやすくなります。みなさんにも思い当たることが一つくらいはあるのではないでしょうか。

・片方の靴ばかりすり減る
・何もないところでつまずく
・仰向けに寝ると、左右の足の開きが違う
・O脚またはX脚

・立っているとき、片方の足に重心を置く
・歩いているとスカートが回ってしまう
・雨の日の水はねが激しい
・内臓の働きが弱り、便秘や月経痛などのトラブルがある
・血液循環が悪く、下半身太り、冷え、むくみを起こす

骨盤のゆがみの原因には、次のようなことが考えられます。

・脚を組んだり片座りをしたり、いつも同じ側の肩にバッグを掛けるなど、左右対称でない動きが続く
・座ったまま、立ったままなど長時間同じ姿勢でいる
・重い物を長時間もつ
・骨盤の周りの筋肉が硬く緊張している
・腹筋や背筋が弱く、反り腰になっている
・階段を踏み外したり、強く尻もちをついた衝撃でずれてしまう

あなたには、ゆがみがありますか？　そして、その原因となっていることが何か分かりますか？

アンバランスを直して体を真っすぐに使うことを心掛けたり、ヒップや太ももの筋肉をほぐすなど、すぐにできることで早速、改善しましょう。

6 真っすぐ伸ばせないひざ

床に座って足を前に出し、ひざの下に手のひらを入れてみてください。楽々入ってしまいますか。

ひざが伸びていると、後ろ側に隙間がなくなるので、手のひらが入りません。ひざが伸び切らない（＝ひざの下に手のひらが入る）というのは、立ち上がったときにひざが軽く曲がっている状態です。そのままにしておくと、筋肉は固まってますます伸びなくなってきます。歩いていてもひざが伸び切らず、常に曲がったまま歩くようになります。

ちょっとイメージしてみましょう。ひざが曲がって肩が落ちてあごが出た状態……。お年寄りの姿とダブってきませんか。**ひざが伸び切らなくなったら老化の第一歩です。**

ひざが伸び切らなくなる原因には、次のようなことが考えられます。

・ふくらはぎが硬い
・太ももの後ろ側（ハムストリングス）が硬い
・ハイヒールや厚底の靴でひざを伸ばし切らないで歩く
・姿勢が悪い、猫背

対策としては、ふくらはぎと太ももの後ろ側の筋肉をほぐし、ストレッチでゆっくりと伸ばして、縮まっている部分を少しずつ柔らかくしましょう。曲がったひざを伸ばすことを毎日繰り返すと徐々に筋肉が緩み、ひざだけでなく、太ももの後ろからヒップの筋肉も伸び、**ヒップアップ効果**につながります。

7 筋力の衰えと首、肩のコリ

私たちの体は、年齢を重ねるとともに筋力が低下していきます。体を真っすぐに保ち、背中や首すじをスッキリと伸ばしておくと見た目がきれいなだけでなく、肩や首の筋肉がしなやかで緊張がなく、とても楽に体を保っていられます。

ところが、姿勢が悪い上に筋力がなくなってくると、さらに背中が丸くなり、肩は前に落ち、あごが出てきます。**本来ある場所と違う位置に肩や頭が置かれるので、肩や首の周りに余分な緊張が起き、コリとなって現れます。**

肩コリがあると首から上の血流も悪くなり、肌のくすみやシミの原因にもなります。血液やリンパ液の流れが滞り、老廃物がたまって老け顔になり、老化を加速させてしまいます。

首や肩コリを侮ってはいけません。放っておくとさまざまな症状が現れ、自律神経のバランスが乱れ、健康に悪影響を及ぼして状況は深刻になります。

首、肩コリから起こるトラブルは、こんなにたくさんあります。

・血色や顔色が悪い
・顔のむくみ
・肌のくすみやシミ
・慢性的な頭痛
・目の奥の痛み
・歯の痛み、歯ぎしり
・あごの痛み
・いびき
・めまいや立ちくらみ
・吐き気
・不眠
・指先に力が入らない
・前胸部の張りや痛み

・肩甲骨の周りの張りや痛み
・倦怠感、疲れが抜けない
・やる気が出ない
・ホルモンバランスの乱れ
・冷え性
・プチうつのような症状

首や肩のコリによるトラブルは、頭や顔などで起こる症状、胸や背中など肩より下で起こる症状、倦怠感など全身で感じる症状、そして、心への影響など、広範囲にわたります。

また、睡眠不足やストレス、ストレスからくる暴飲暴食、デスクワークや車の運転など長時間の同じ姿勢も、首や肩コリの原因になります。思い当たることがあれば早いうちに改善しましょう。

血行がよくなると体のすみずみに酸素と栄養素が行きわたり、細胞の新陳代謝が活発になってリンパの流れがよくなり、老廃物がリンパ液に乗って体外に排出されます。

ホルモンバランスも正常になり、お肌はもちろんのこと、全身が若返ってきます。
背中や首すじを丸めたままにせず、スッと伸ばして美姿勢を保ちましょう。

8 老いと目の衰え

目の衰えは視力の低下だけでなく、目の乾燥や疲れなどで実感します。パソコンやスマホで目を酷使する時間が多い現代は、20代の方でも衰えを感じるほど、目は変化を自覚しやすい部分です。

眼球の外壁は強膜、ブドウ膜、網膜の３つの層でできています。一番内側の網膜は光を感じ、その強さ、色、形などを識別する視細胞があります。また、細い動脈・静脈が分布しており、高血圧や糖尿病があると網膜血管が障害されやすく、眼底出血や糖尿病網膜症となります。よく耳にする網膜剥離とは、網膜がはがれて視力が低下する病気です。網膜のはがれは痛みを伴わないため気付きにくいのですが、網膜の中心部である黄斑部分まではがれた場合、急激に視力が低下し、失明に至る恐れもあります。網膜剥離は、加齢も原因の一つといわれるので注意したいですね。

その他、加齢による目の変化は眼球の中側にも起こってきます。眼球は前のほうから順に、角膜、眼房水、水晶体（レンズ）、硝子体という透明な組織があり、これらを通過して光が網膜に達します。加齢とともに水晶体が近くのものに焦点を合わせにくくなったり、水晶体の密度が高くて薄暗い場所でものが見えにくくなります。このほか光の変化に対する瞳孔の反応が遅くなったり、神経細胞が減少し奥行きの認識力が衰えたり、目で生成される涙液が減り眼の乾きを感じるようになります。

目の周りも筋肉で覆われています。

手のひらや指先を使って温めるように優しくマッサージをして、硬くなった筋肉をほぐしましょう。

■目の仕組み

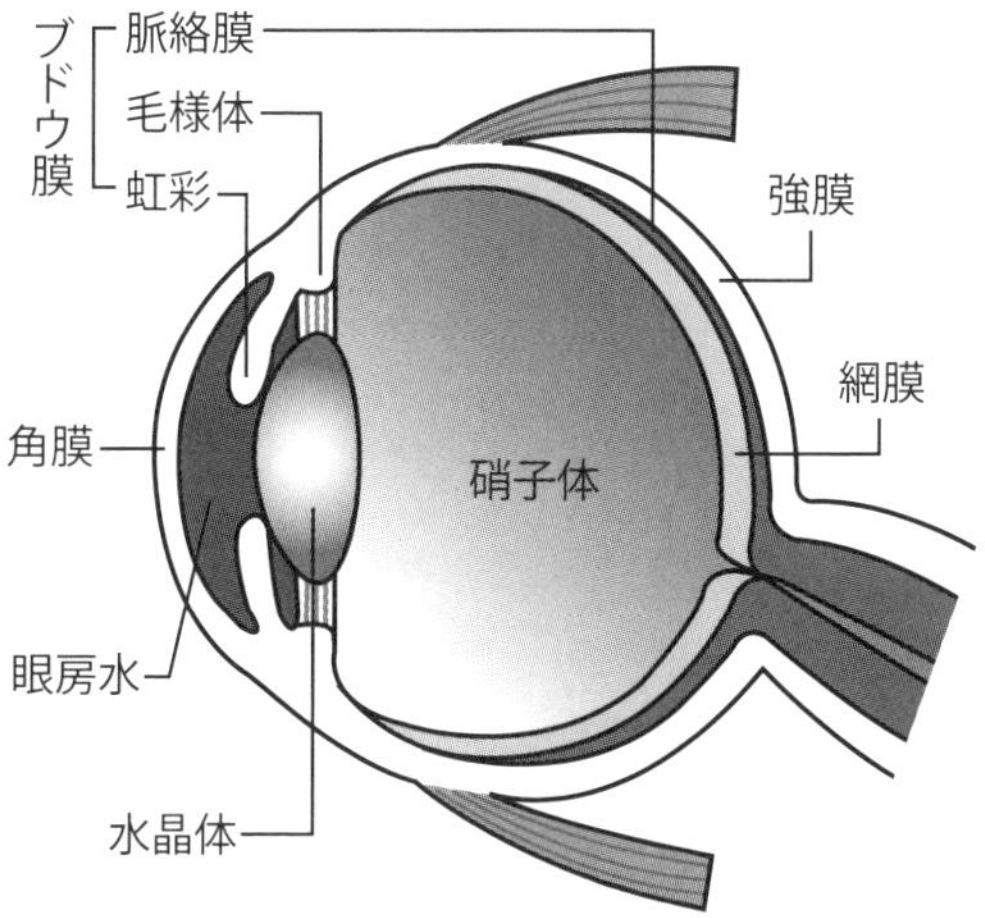

9 老化と歯や口の中

私たちの寿命は年々延びていますが、歯周病により歯を失う割合も年齢を増すほどに増えてきます。**唾液の分泌量が低下し、口の中が乾きやすくなって歯周病を招きやすくなるからです。**

また、年齢とともに口腔内の抵抗力、免疫機能も低下し、病気や傷の回復力が弱くなってきます。飲み込む力も低下するので、つかえたり、むせたりしやすいのです。

歯周病が多くの疾患の原因になっていることが、国立長寿医療研究センター口腔疾患研究の「中高年の歯周病と老化」の研究で明らかになっています。それによると、歯周病は口の中だけの問題ではなく、このように全身に影響を及ぼし、他の疾患とつながっています。

・歯周病が口の中から血液を介して他の臓器へと影響し、血栓形成、動脈硬化を促進する

・歯周病の重症度と無症候性脳血管障害（血管性認知症）
・歯周病と感染性心内膜炎
・歯周病と誤嚥性肺炎
・歯周病と糖尿病

歯周病は老化促進因子として捉え、予防、治療をしましょう。歯周病は喫煙、ストレス、食生活、栄養状態などによっても強く左右されます。歯と口腔は、食べる、かむ、飲み込むだけではなく、発声や会話、美しい口元にとっても重要です。食事や会話の楽しみとしても口は大切な部分です。適切な口腔ケアで予防し、老化の加速を防ぎたいですね。

また、50代ごろから味覚や嗅覚が徐々に衰えはじめます。舌にある味蕾《みらい》の数が減少して、その感受性が鈍くなります。舌は5種類の基本の味、甘味、酸味、苦味、塩味、うま味を感じますが、舌の感受性が衰えると味の識別も鈍ってきます。

特に、微妙で複雑な「うま味」という風味の区別がむずかしいようです。うま味を感じるには嗅覚も必要ですが、唾液の減少も一因となり、繊細なうま味の感覚を鈍らせてしまいます。

かむ力が弱くなった、口が渇く、飲み込みにくくなったなどの症状が老化のサインです。これを見過ごしていると、見る見るうちに全身の老化が進んでしまいます。小さな変化をいつも感じられるよう、あなたの体に意識を向けましょう。

10 あらゆるパーツが「曲がり角」を迎える50代

曲がり角は、体のあらゆる部分で起きてきます。体型だけではありません。年齢とともに起こる体の変化は、体型以外にも起きています。そして、個人差は非常に大きいのです。

●身長

椎間板の委縮や、背中が丸くなる、ひざが曲がることにより背が縮まるという現象が起こります。若いころより背が小さくなった方は、背中が丸まっていませんか。ひざを伸ばして歩いていますか。

●皮膚

みずみずしい赤ちゃんの肌と比べると違いがよく分かります。年齢とともに水分量が減少し、乾燥しやすくなり、弾力が低下します。自分のお肌に触れることの多い女性は大きくうなずいているのではないでしょうか。

●呼吸器

肺活量が低下するので、動作に伴い息切れが生じてきます。いつもより長時間歩いたり、階段の上り下りが原因で、立ち止まってハーハーするようになっていませんか。

●循環器（心臓、血管）

血圧が上がり、血管が硬くなり心臓が弱くなります。そうなると、動悸が起こりやすく、動脈硬化につながりやすくなります。

●消化器

胃酸や膵臓からの消化酵素の分泌量が低下するので、消化力も低下します。若いころ大好きだった脂っこいものが苦手になります。また、腸の働きが鈍くなり、蠕動運動が弱くなり便秘を起こしやすくなります。

●泌尿器

膀胱での尿貯留が減りトイレが近くなります。尿道括約筋機能が低下するので尿漏れを起こすこともあります。男性に起こる前立腺肥大は頻尿や尿の出を悪くして、放置しておくと膀胱や腎臓に悪影響を及ぼしてしまいます。

●筋肉

筋繊維が細く弱くなり、筋肉量が低下します。腕よりも足の筋肉のほうが大きいので、足の衰えは老化を強く感じる部分です。

●関節

靭帯や腱が硬くなり、関節軟骨も硬くなるので、動かしにくくなります。動かさないでいるとますます硬くなり、動かすことが苦痛になってきます。

●骨

骨量が減り骨折しやすくなります。寝たきりの原因の一つは、室内でのつまずきで大腿骨を折ってしまうことです。骨の周囲にある筋肉を動かすことが骨粗鬆症の予防になります。

●**内分泌**

女性ホルモンのエストロゲン、プロゲステロンが低下し、ほてりや心悸亢進、抑うつ症状などの更年期障害の原因となります。男性も男性ホルモンのテストステロンの低下により、女性の更年期障害と同様の症状が出るようです。

●**耳**

高音域が聞き取りにくくなり、耳が遠くなります。

●**脳**

細胞が減少し、物忘れや新しいことを覚えにくくなります。

いかがですか。このようにあらゆるパーツが老化という現象を起こしだします。一部分だけが起こる方もいますが、まったく起こらない方はいません。

近年耳にするようになったロコモティブシンドローム（運動器症候群）は、加齢や運動不足に伴う身体機能の低下や、運動器疾患による痛みなどが要因となって健康寿命を短縮し、寝たきりや要介護状態になる大きな要因といわれています。運動器とは、骨・関節・靭帯・脊椎・脊髄・筋肉・腱・末梢神経など体を支え動かす役割をする器官の総称です。

運動器に支えられて生きている私たちは、運動器を保つことが重要です。内臓脂肪型肥満によって代謝異常が引き起こされるメタボリックシンドロームとともに、健康にはメタボとロコモの改善が必要なのです。


加齢に伴う老化現象は誰にでも起こりますが、それを予防し健康を維持することは可能です。あなた自身を諦めず、こんなふうに年を重ねたいと思われるような、素敵な輝きを保ってください。

年齢が増して人生経験が深まり、懐の大きくなった方はとても魅力的です。

第2章

鎖骨、肩甲骨、骨盤を動かすと老化が防げる

1 使わない筋肉が衰える廃用性筋萎縮

　突然ですが、「廃用性筋萎縮」という言葉はご存じですか。その名のとおり、使われない筋肉は痩せ衰えていくということです。骨折でギブスを使用したり、病気などでベッドに寝たままの状態で2～3日過ごしたことのある方は、筋肉が細くなるということを実感されたのではないでしょうか。

　筋肉が痩せ衰えて体が縮み、痛みを伴うようになると、それを伸ばすことはとてもつらく大変です。

　本来、筋肉は動くようにできているのです。子どものころのように、伸びたり縮んだりジャンプしたり、全身を使って遊べば自然と筋肉はほぐれていくのですが、それができない私たちは、意識的に動かしてほぐしておく必要があります。なぜなら、**体は年齢が増すほど柔軟性を失い、普段の生活で動かす以外の筋肉は凝り固まってきてしまうのです。**座ったままの仕事や、立っていても動きの少ない仕事をしていると、限られた筋肉だけを使っているので、十分に動かさない筋肉は固まり、縮んでしまいます。

そこで、ここからは私のレッスンで行うセルフマッサージやストレッチをご紹介します。激しい運動や強度のある動きをする必要はありません。重要なのは、凝り固まった筋肉をほぐすことです。特に、**鎖骨、肩甲骨、骨盤、**この3つの骨の周りの筋肉を動かしたり、触れたり、マッサージをすることで、首や肩のコリが取れ、腰が楽になり姿勢がよくなります。逆に、ここを動かさないと体が硬くなり、老人体型になっていきますので、注意しましょう。

体を整えることは難しいことではありません。まずはこの本の中で紹介している方法から始めましょう。体の声に耳を傾けるようになると、**コリや滞りに敏感になってきます。**その部分を重点的にほぐすようにすると、短時間で楽になってきます。その後も簡単にほぐせるようになるでしょう。

ストレッチで筋肉を動かして体が変わると、動きがしなやかになり、見た目もとてもきれいになります。見た目が変わってくると習慣的に体を動かしたくなりますよ、きっと！

2 免疫細胞を活性化させる鎖骨マッサージで、リンパの流れをよくする

全身に張り巡らされているリンパ管、そのリンパ管を流れるリンパ液、リンパ管が合流している部分にあるリンパ節、それらをまとめて「リンパ組織」と呼びます。

リンパ管に取り込まれた体内の老廃物や毒素はリンパ液によって運ばれ、リンパ節へと流れていきます。たくさんの老廃物や毒素が行きつく場所であるリンパ節では、それらがろ過されて血管に送られていき、さらに腎臓に運ばれ尿として体外へ排出されることになります。

したがって、リンパ液の流れが悪くなると、体内に老廃物、毒素、余分な水分が蓄積されてしまい、むくみや冷え症、セルライトの蓄積というさまざまな悪影響が起こります。

身体の主なリンパ節は、耳の前後・あごの下・鎖骨の上下・脇の下・腹部・脚のつけ根・ひざの裏にあります。鎖骨、特にその左側鎖骨上部にあるリンパ節は、全身を

■主なリンパ節とリンパの流れ

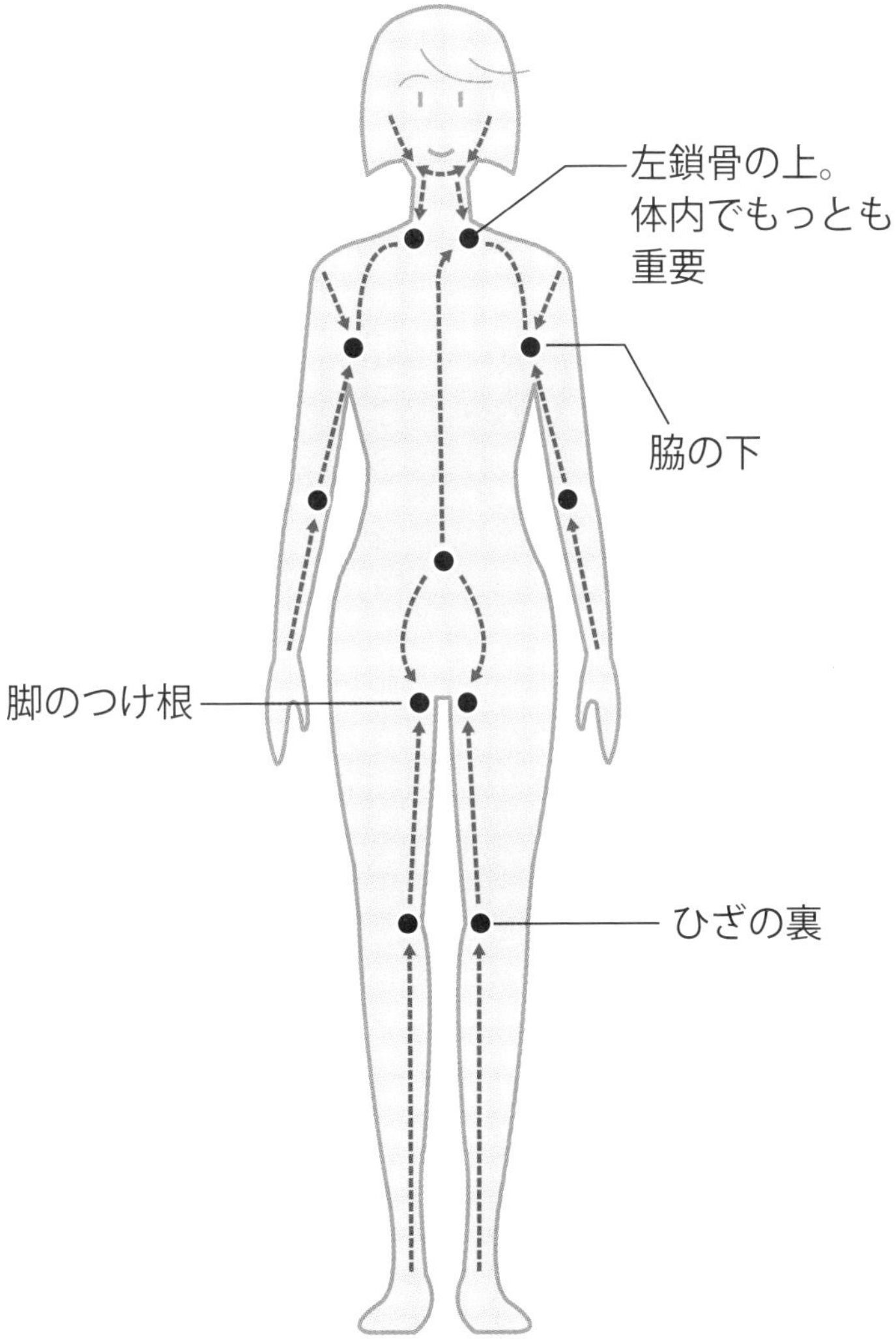

流れるリンパ液のほとんどがここで「鎖骨下静脈」と合流して心臓に戻るので、体内でもっとも重要なリンパ節です。体中の老廃物がここに集められるということは、とても詰まりやすいということです。

いくら他のリンパ節を意識してリンパマッサージを行っても、この鎖骨リンパ節をキレイにしておかないと、リンパ液はスムーズに流れません。滞ったリンパ液を流すことで、細胞を活性化させ、免疫力を上げましょう。**鎖骨リンパ節の流れをよくしておくことは、不調の改善につながります。**

ここでリンパチェックをしてみましょう。当てはまる項目にチェックをしてみてください。

■リンパ　チェックリスト

□ 顔全体のむくみ
□ 目の下のクマ、はれぼったいまぶた
□ ネックラインのたるみ

□肌のカサつきや敏感肌
□大人のニキビ、吹き出物
□足首やふくらはぎのむくみ
□外に張り出した太もも
□セルライトがある
□体の末端が冷える
□疲れやすい、疲れが取れない

リンパ液の流れをよくするための鎖骨マッサージは、いつでもどこでもすぐに行うことができるのでお勧めです。先ほどのチェックで1つでも当てはまった方は、これから紹介する鎖骨マッサージをしてみてください。

足やウエストのマッサージでも、最初に左鎖骨のリンパ節をほぐしておくことが大切です。化粧をする前に、人差し指と中指で鎖骨を挟み、数回ずつこするだけでも化粧ノリが違ってきます。

＊＊＊

鎖骨マッサージ

1　鎖骨・腕のつけ根のマッサージ

以下の順番でマッサージをします。腕のつけ根や肩の周りが温かくなって、軽くなります。

私が実際に行っているレッスンのようすを動画にしましたので、そちらも合わせてごらんください（48ページ参照）。

①左の鎖骨の上に右の手のひらを置く。人差し指と中指で鎖骨を挟み内側から外側へとゆっくりと4回、老廃物を流すように滑らせる。

②バストの少し上の肋骨の間に親指以外の4本の指を置き、バストと平行になるよ

うにして内側から外側に向かって指を滑らせる。ゆったりした呼吸で肋骨を膨らませるようにしながら4回行い、バストの上の筋肉をほぐす。

③鎖骨の下に親指以外の4本の指を置き、肩に向けて指を動かすと、肩の内側で小胸筋という筋肉に当たる。バストの上の筋肉（大胸筋）の奥にあり、指先で円を描くように動かすとコリコリと固まっていることが多いので丁寧にほぐす。

④ひじを上げ、ひじに手のひらを置き、二の腕から脇、胸の上まで4回、手のひらを移動させる。二の腕や脇のぜい肉を胸の上に移動させるような気持ちで繰り返す。

⑤反対側も行う。

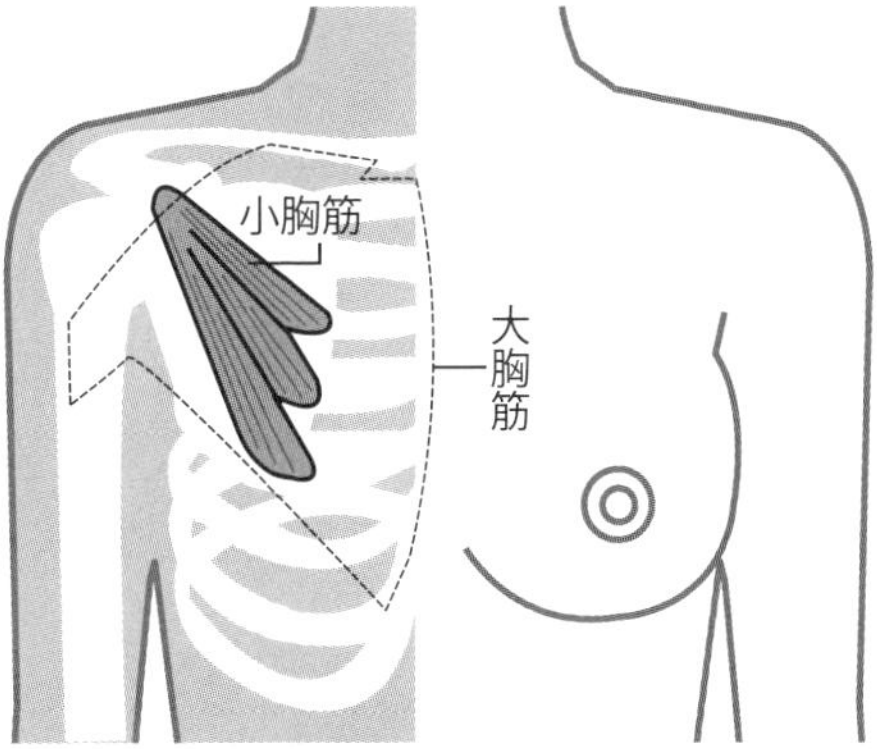

小胸筋
バストの上の筋肉である大胸筋の奥にある。

①鎖骨の内側から外側へ老廃物を流す

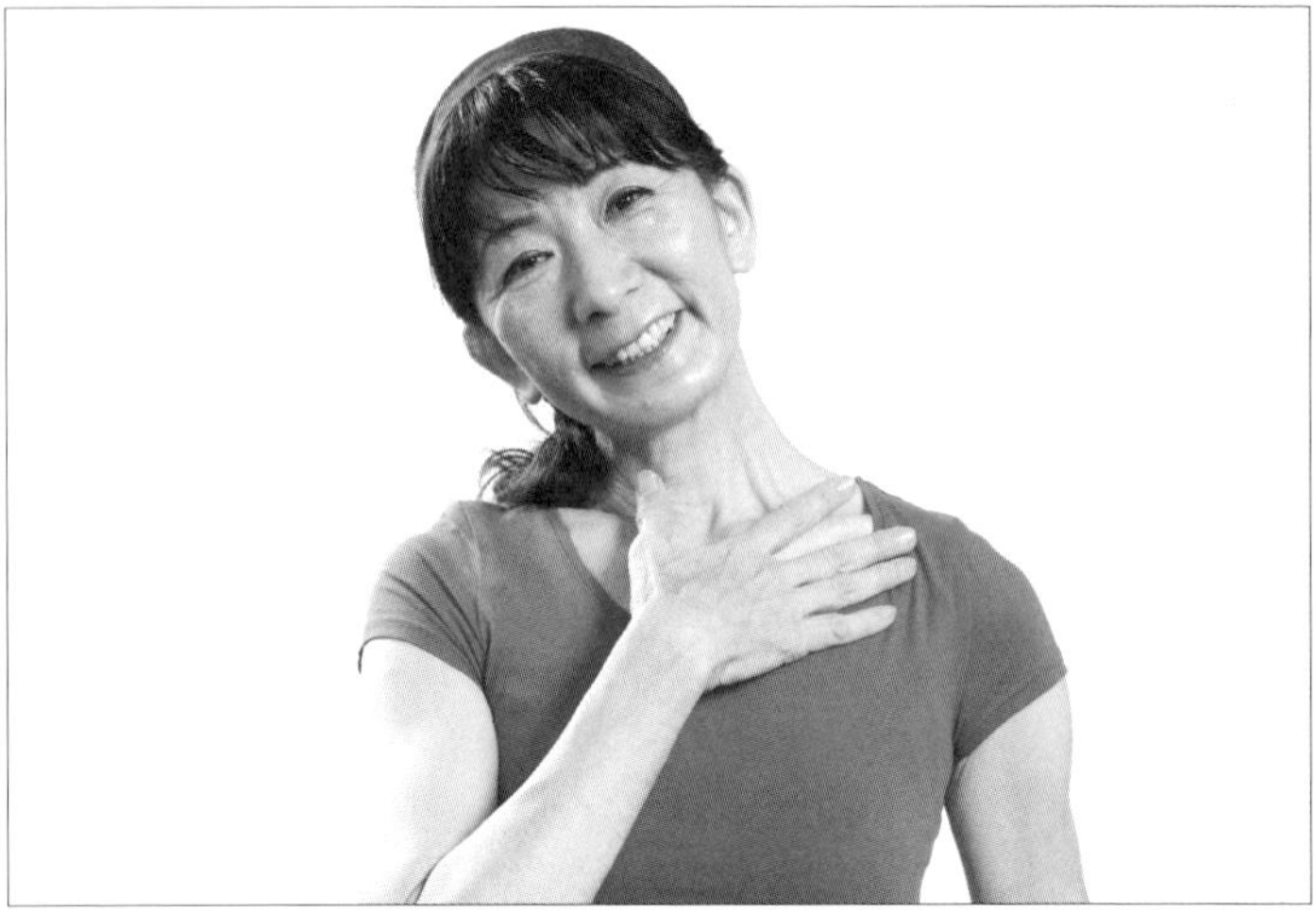

②バストと平行に指を滑らせる

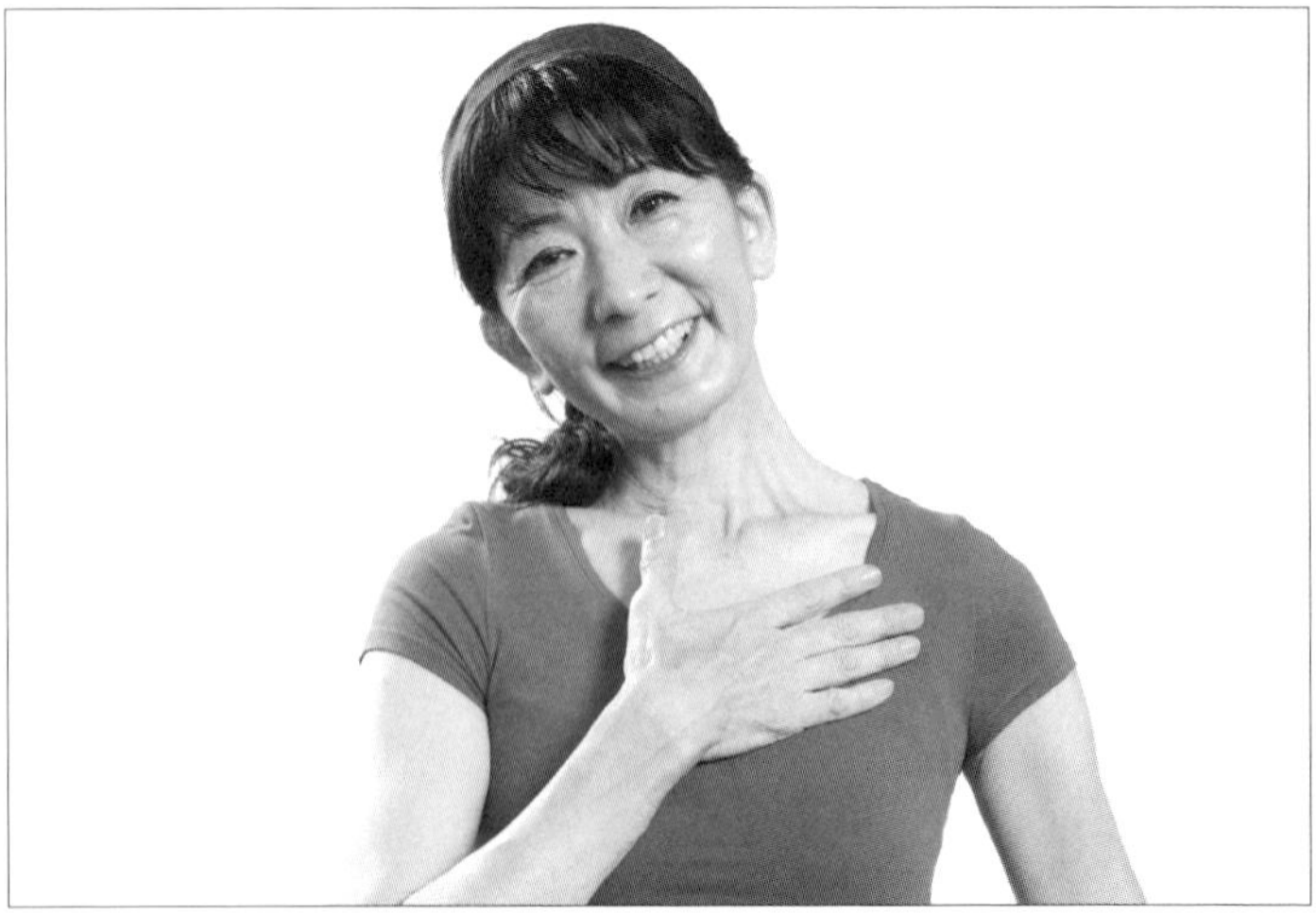

③肩の内側を指先でほぐす

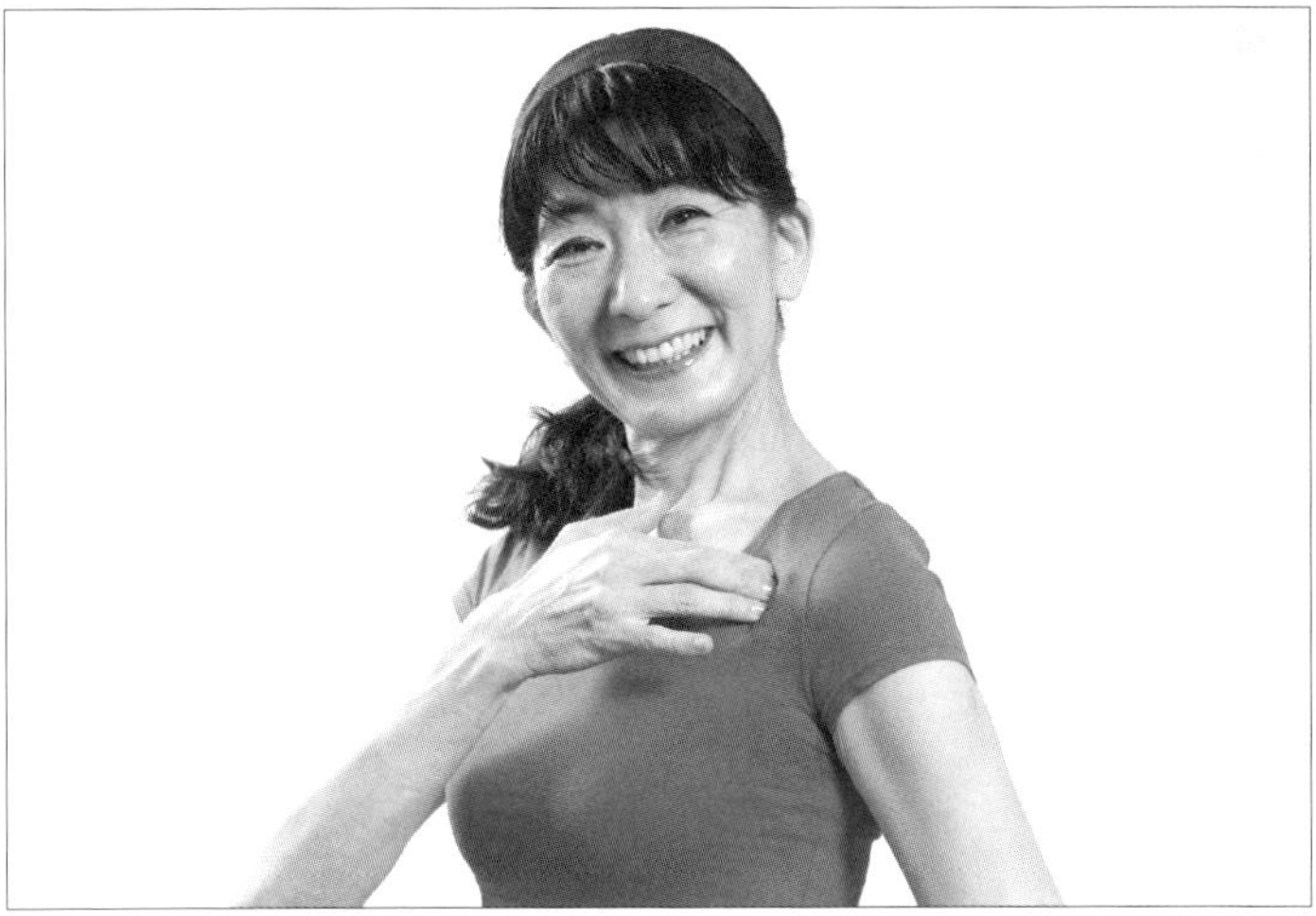

④二の腕から脇、胸の上まで手のひらを移動させる

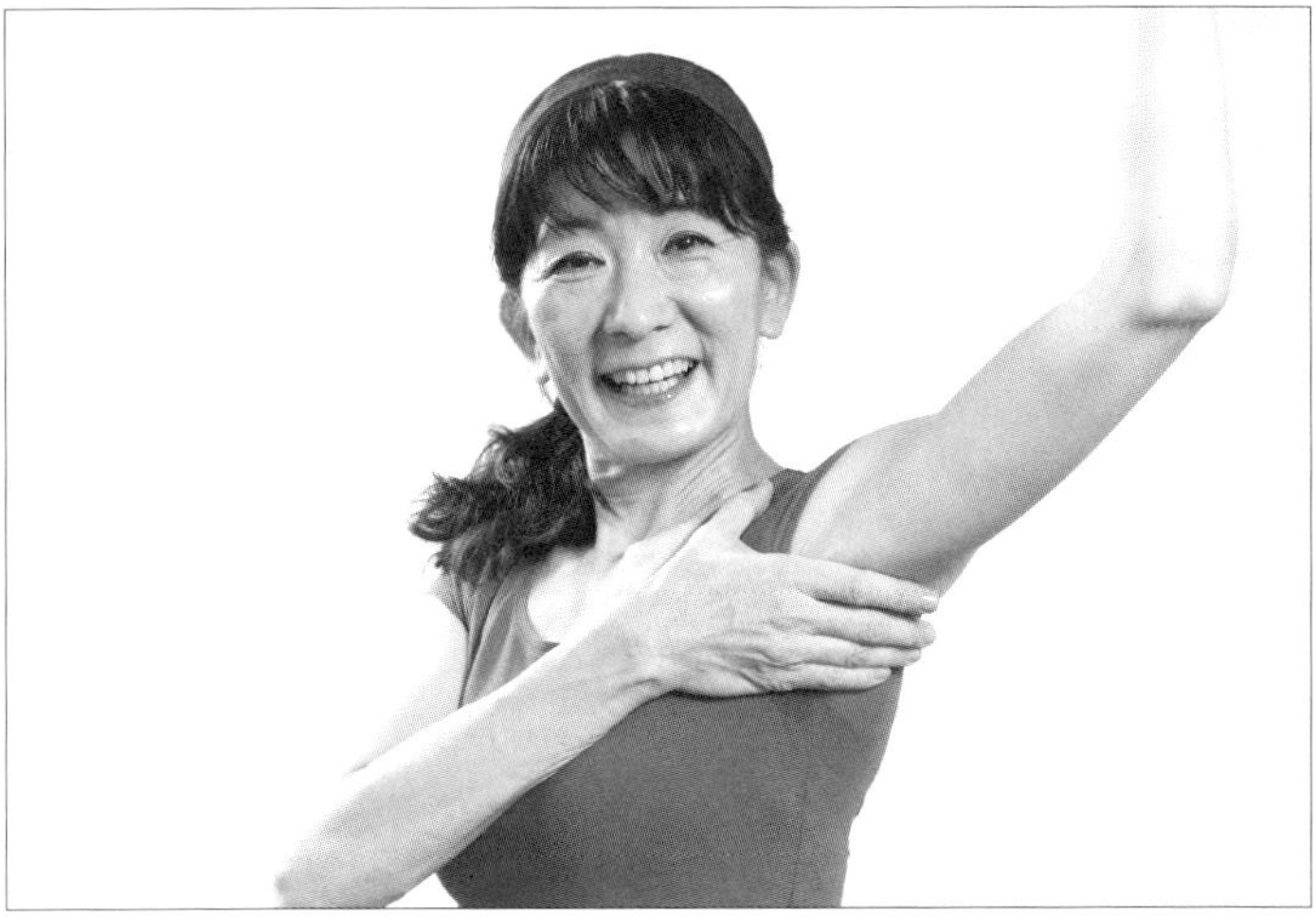

ここにアクセス!

●このＱＲコードをスマートフォンで読み取ると、YouTube で「鎖骨・腕のつけ根のマッサージ」の映像が見られます。

●インターネットから検索する際は、検索窓に「鎖骨・腕のつけ根のマッサージ　杉山ゆみ　YouTube」と入れてクリックしてください。

鎖骨・腕のつけ根のマッサージ　杉山ゆみ　YouTube　　検索

2 首、こめかみをほぐす

首やこめかみもほぐしましょう。首や肩が楽になります。

①首の後ろに両手を置き、手のひらで首を包み手の温かさを感じる。

②ゆっくりと指先を首に押しつけながら、斜め下に手のひらを滑らせ移動させる。首のコリを鎖骨に流していくような気持ちで4回行う。

③ほほを上げるようにこめかみまで手のひらを滑らせ、手のひらで顔の外側を包み、こめかみに中指を置く。

④指先でクルクルを回しながら、こめかみを緩める。

①手のひらで首を包む

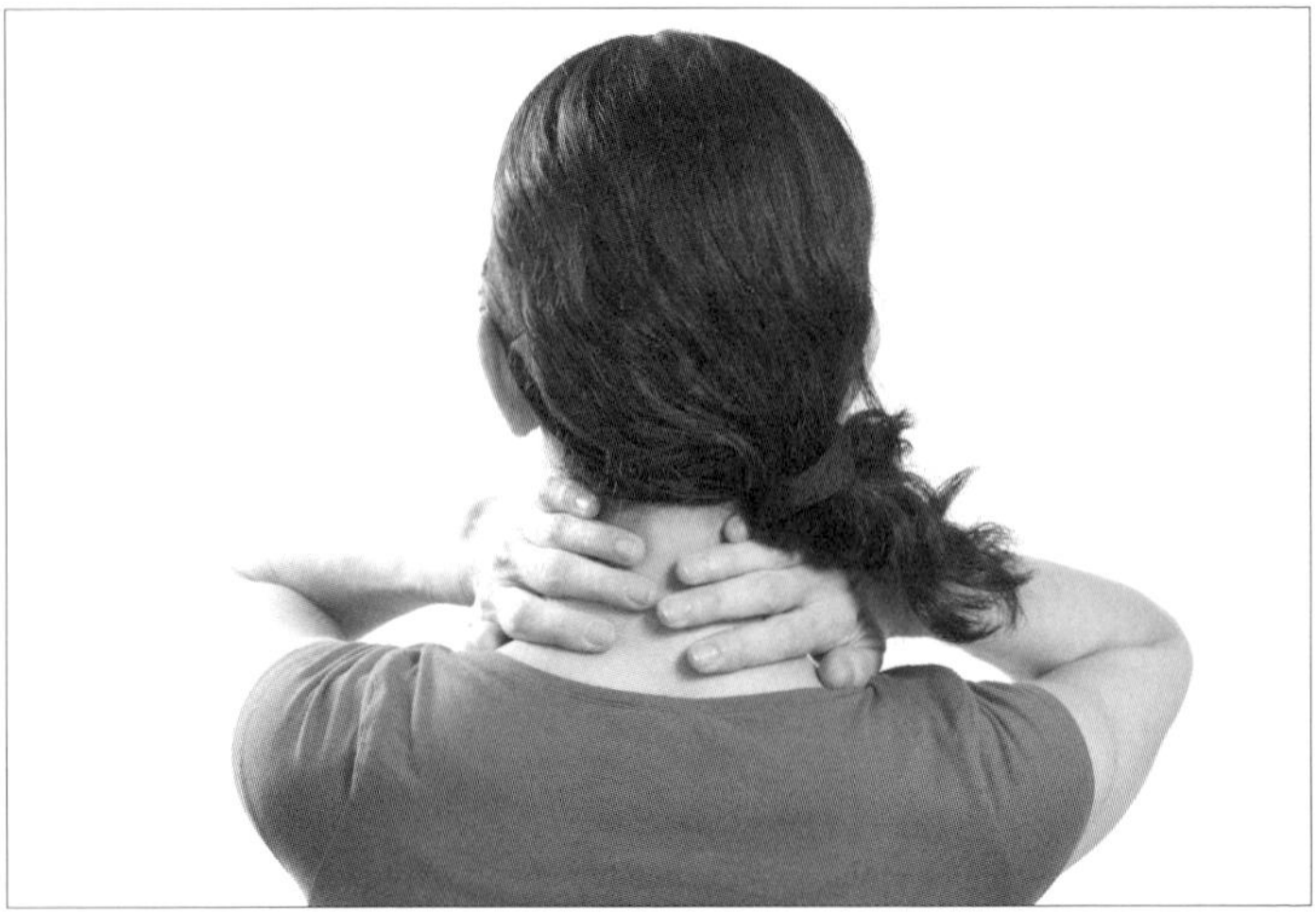

②斜め下に手のひらを滑らせる

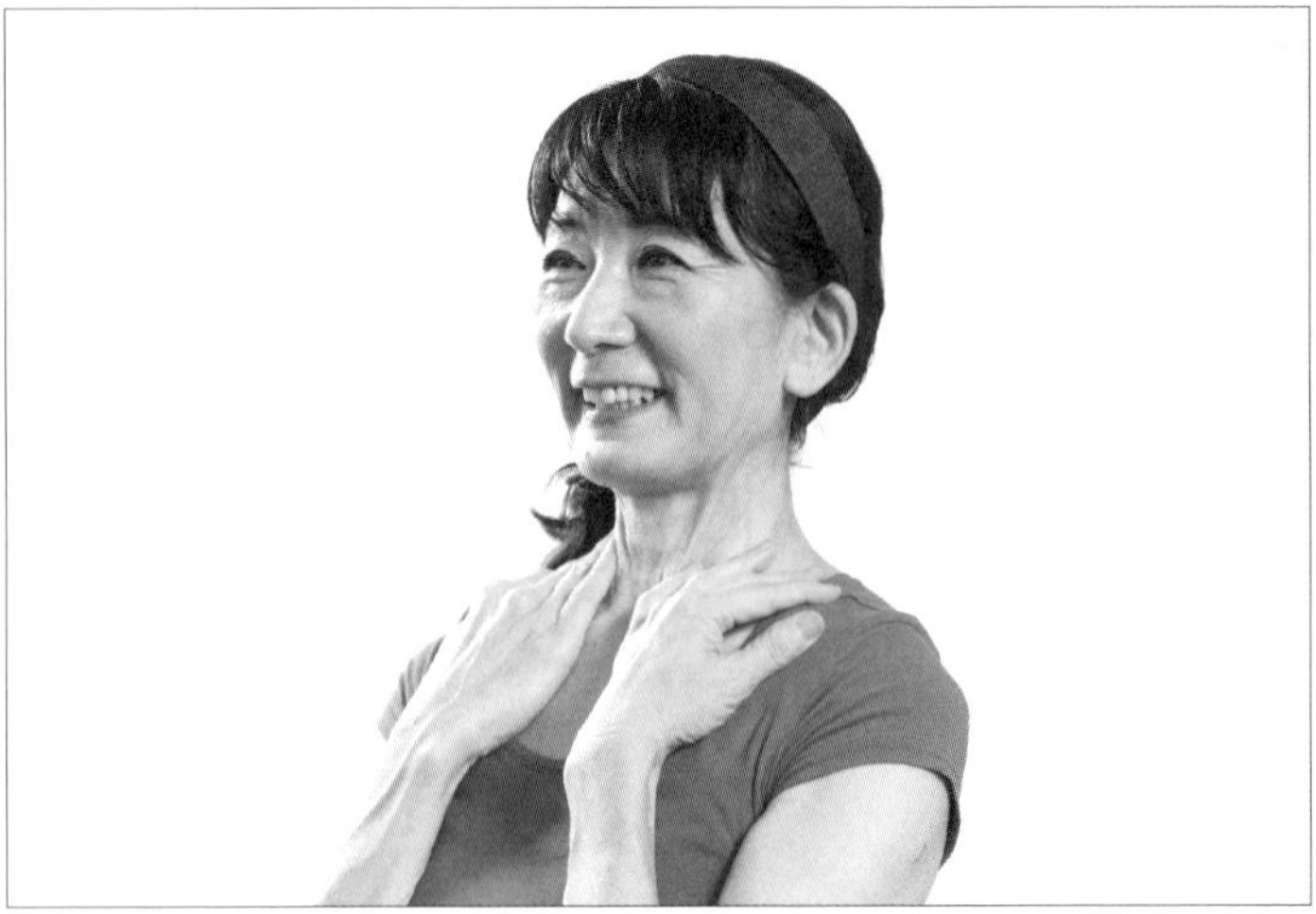

③ほほを上げるようにこめかみまで滑らせ、中指を置く

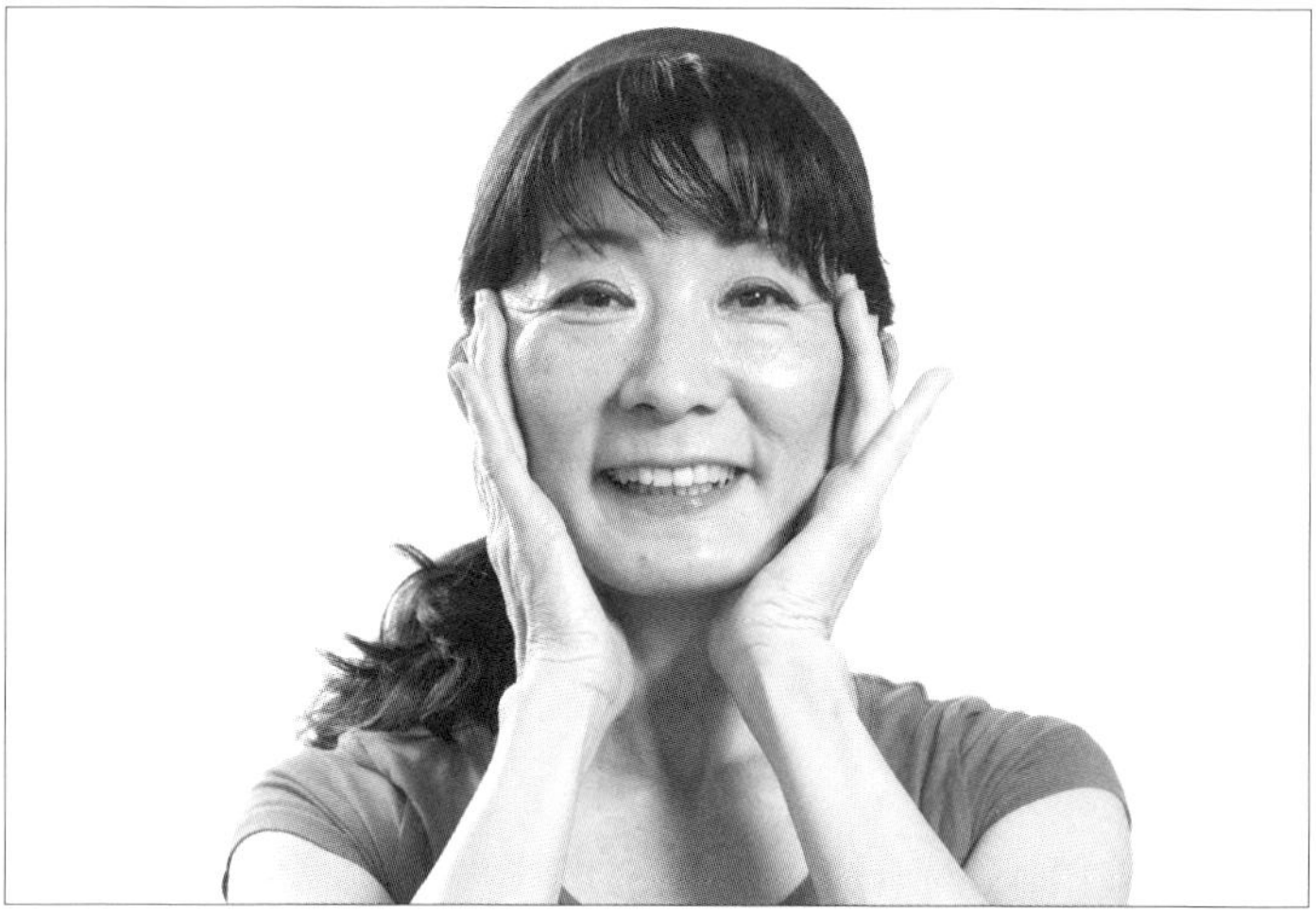

④こめかみを緩める

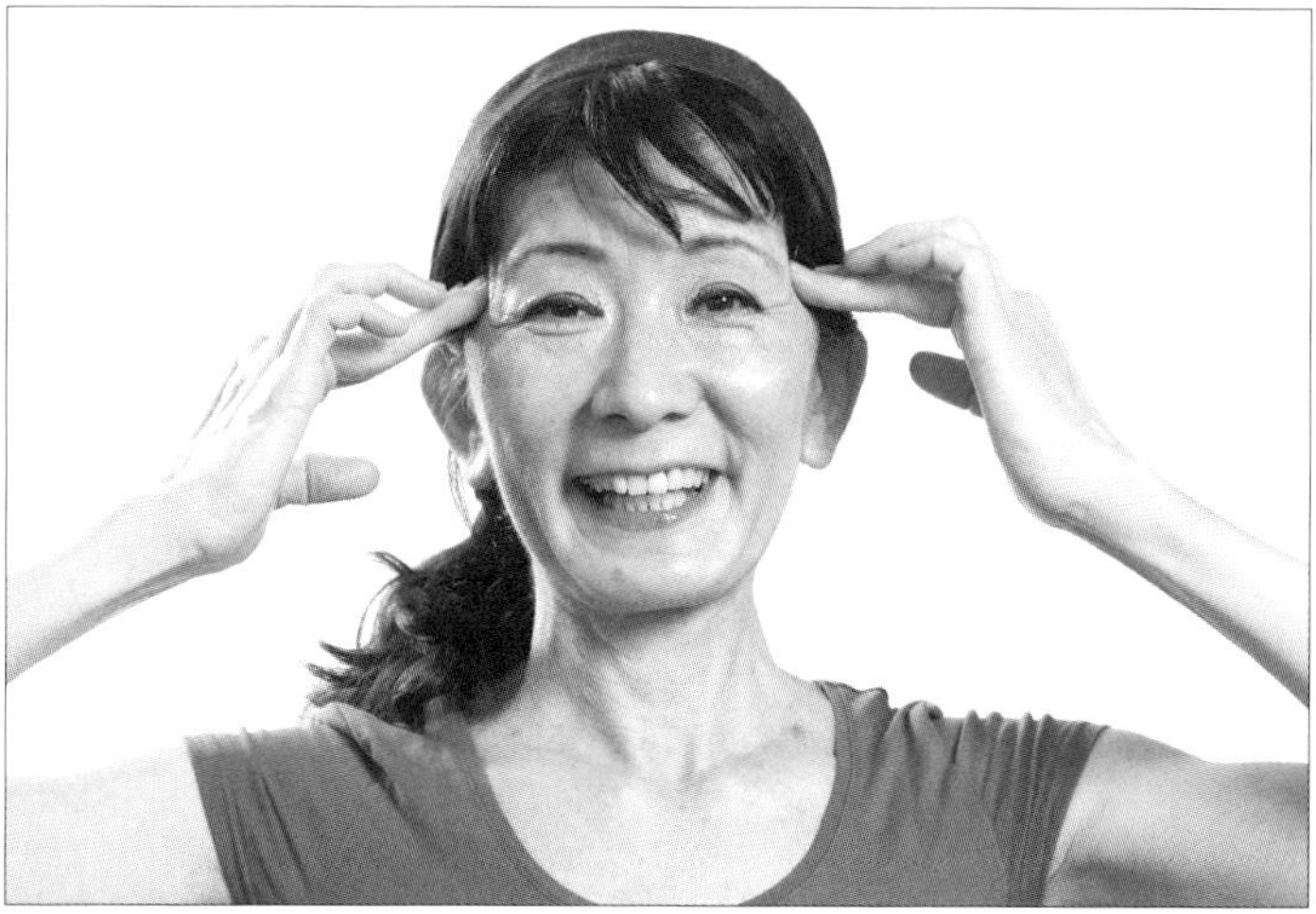

〈ポイント〉

・なでるくらいの力加減で行う
・指の腹や手のひらなどを使って静かに流す
・円を描くように
・リンパ節に向けて流すように
・オイルやマッサージクリームを使用すると動きがスムーズになる
・マッサージの前に水を飲むとリンパ液が流れやすくなり、効果がアップ

〈得られる効果〉

・美肌

肌のくすみの原因である老廃物などを含んだ水分を排せつしてしまえば、透明感のある透き通った肌が復活します。さらに、乾燥肌などのトラブル解消にも効果的です。

・バストアップ

年齢とともに垂れてしまいがちなバストも、リンパマッサージで老廃物や水分を脇の下のリンパ節に流すことで、重力に負けないバストを維持できます。

・免疫機能向上

リンパには細菌などを退治し、体を病気から守る働きがあります。リンパマッサージによってリンパの流れをよくしておくことは、免疫機能を向上させることにつながり、風邪を引きにくく、病気に負けない体づくりに役立ちます。

・コリの解消

リンパの流れをよくすることで、肩コリや首のコリの原因である「乳酸」を流してコリによる痛みを解消してくれます。

・癒やし

ストレスで緊張した神経も落ち着き、心身ともにリラックス感が得られます。毎日のマッサージを心掛けて、疲れをためこまない身体を目指しましょう。

＊＊＊

いかがでしょう。実際に鎖骨に触れてみると、心地よさが感じられるはずです。コリがあって痛みの強い方は優しくマッサージをしましょう。何度も繰り返すことによりコリがほぐれて、リンパが流されていくのを実感することができます。

ただし、次のような場合はリンパを流すことで悪化することもありますので、リンパマッサージを避けましょう。疾患のある方はお医者さまに相談してください。

・心臓疾患
・感染症
・悪性の病気
・低血圧
・臓器移植している方
・高熱のある方
・飲酒後もしくは食後すぐ
・喘息の発作時
・化学療法を行っている方
・妊娠3カ月まで
・皮膚の炎症のひどい方

3

代謝が上がる肩甲骨の動かし方で、冷えを解消

■肩甲骨は動かせる

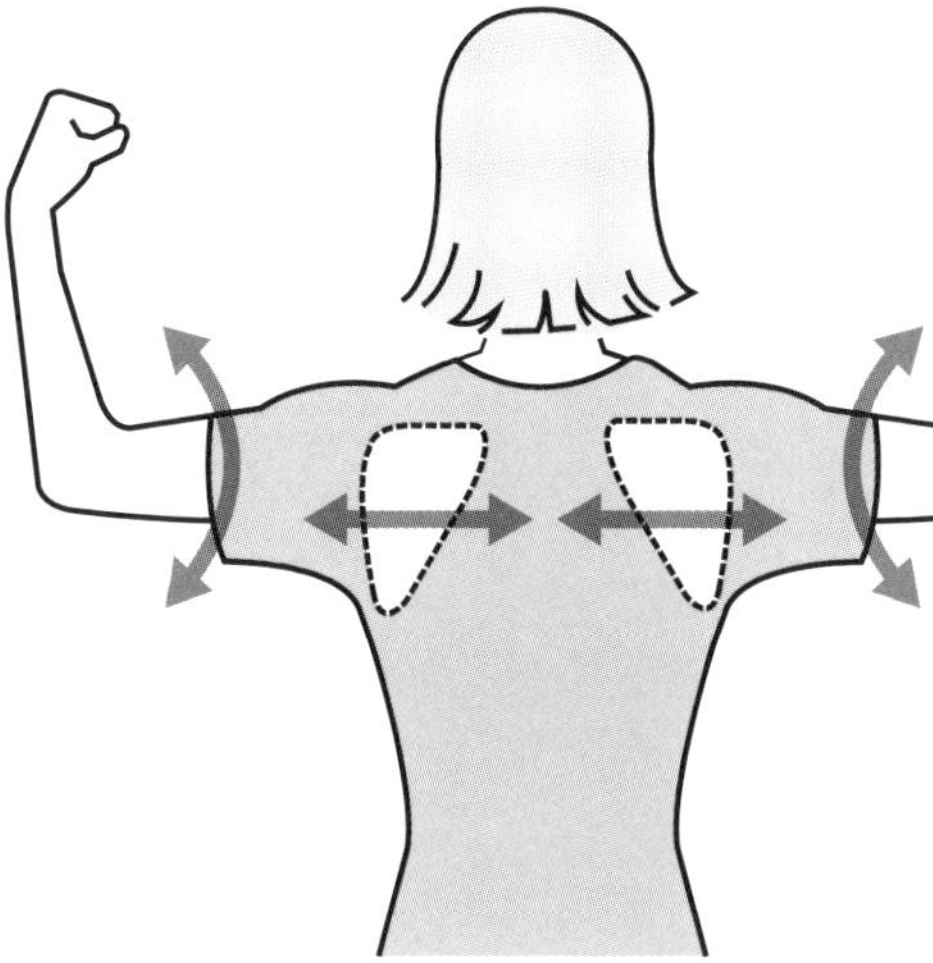

肩甲骨は、背中の両側にある大きな骨です。多くの筋肉や鎖骨を介し胸骨につながっており、肩甲骨の柔軟性は体全体に影響を及ぼします。

肩甲骨を動かすことで、周辺の筋肉もよく動きます。逆に、体をほとんど動かさず長時間同じ状態でいることが多い方や背中が丸まりがちな方は肩甲骨の周りの筋肉が凝り固まるので、肩が上がって胸の周りも硬くなり、姿勢がどんどん悪くなってしまいます。

デスクワークや立ったままのお仕事、

スマホを見る時間が長い方は要注意です。肩コリや首のコリがある方は、肩甲骨が硬くなっていることが原因ということも多いのです。

あなたの肩甲骨は柔軟ですか？　まずは、肩甲骨チェックをしてみましょう。

■肩甲骨　チェックリスト

□ 姿勢が悪い
□ 首や肩がこる
□ 腰痛がある
□ 頭痛もちである
□ 1日5時間以上パソコンに向かう
□ 鏡を見ると左右の肩の高さが違う
□ 運動は、ほとんどしていない
□ テーブルに片ひじをつくと楽だ
□ とっさに腕を伸ばすと肩や背中に痛みが走る

□ 両腕を上げてひじを曲げたとき、ひじが頭より後にいかない

試しに大きく息を吸って、大きく吐いてみましょう。胸が広がるような呼吸を何度も繰り返します。胸が動き、同時に後ろ側の肩甲骨も動いているのが感じられますか。肩甲骨が硬いと呼吸も浅くなってきます。一日に何度も意識的に大きな呼吸を繰り返すことは、肩甲骨の運動にもなります。

肩甲骨を動かすことで多くの筋肉が動きだし、脂肪燃焼効果につながります。血流がよくなり、冷えを解消する効果もあります。そして、**肩甲骨の直下には骨がないので、肩甲骨を動かすことでその下の筋肉がたくさん使われるようになり、**背筋や腹筋がついてきます。

ここでご紹介するストレッチで、肩甲骨を柔らかくしましょう。次ページ以降をごらんください。

＊＊＊

肩甲骨ストレッチ

①〜③の順番で肩甲骨を動かします。肩甲骨が大きく動くことで、背中や腕のつけ根、肩の周りが緩んできます。座ったままでもできるストレッチですので、取り組みやすいのではないでしょうか。

このストレッチも、実際のレッスンのようすを動画でごらんいただけます。参考にしてみてください。

●ひじを開く、回す

①最初にバンザイをして、肩甲骨の硬さを確認する。その際、腕のつけ根や背中、肩にこわばりがあるかもよく確かめておく。腕に力を入れて上げると緊張して緩まなくなるので、ひじはピンと伸ばさず、軽く緩めておく。

②肩の上に手を乗せてひじを開き、大きくゆっくり回す。順番としては、前、上、後ろに開いて落とす。これを両腕を一緒に動かす⬇左腕だけ⬇右腕だけ⬇両腕をもう一度一緒に、と各パターンを４回ずつ、ゆっくり行う。

③最後にもう一度バンザイして、初めのときとの違いを確認する。

ここにアクセス!

●このＱＲコードをスマートフォンで読み取ると、YouTube で「肩甲骨ストレッチ」の映像が見られます。

●インターネットから検索する際は、検索窓に「肩甲骨ストレッチ　杉山ゆみ　YouTube」と入れてクリックしてください。

肩甲骨ストレッチ　杉山ゆみ　YouTube　　検索

①バンザイをして肩甲骨の硬さを確認する

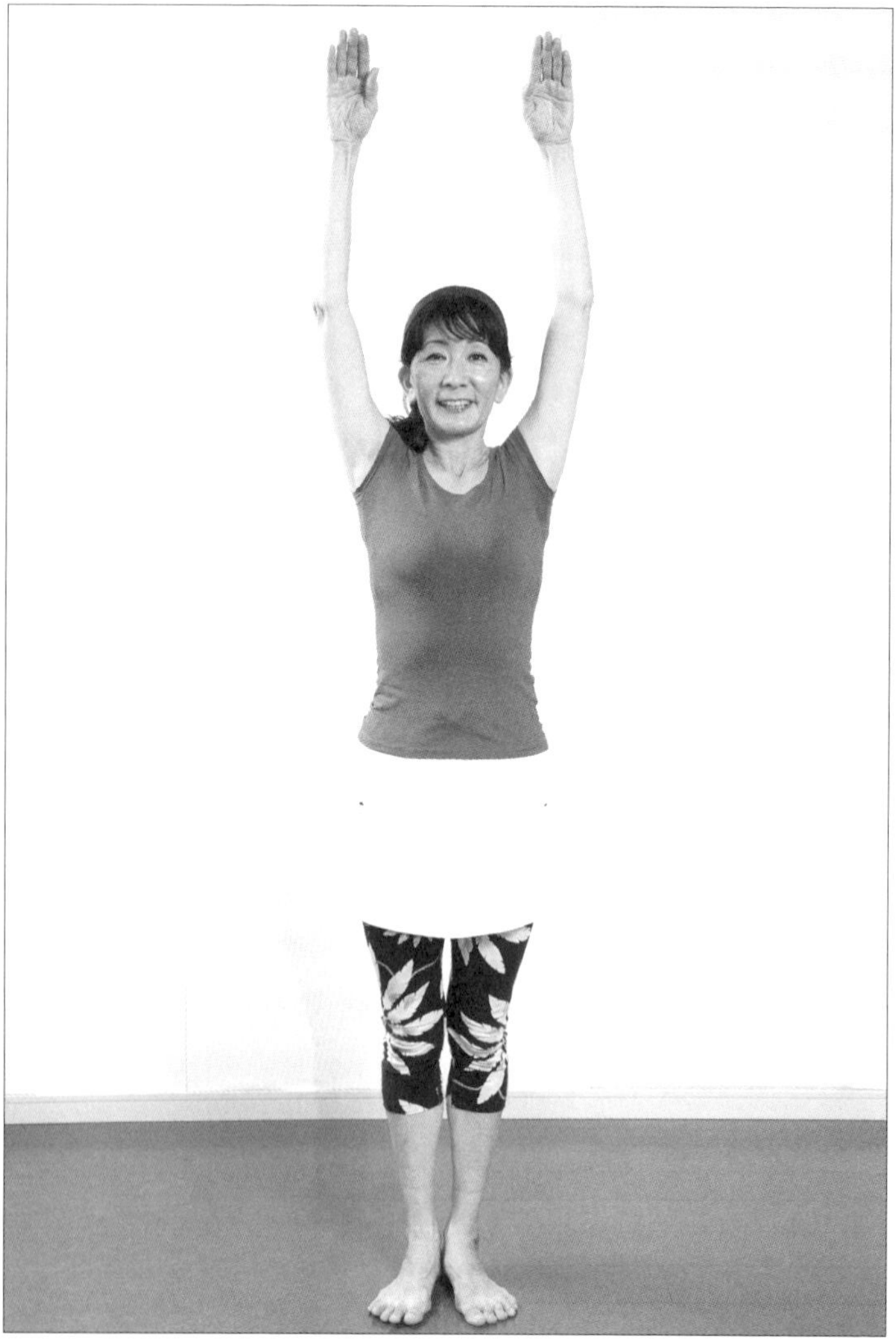

②-1　肩の上に手を乗せて、ひじを前から上へ

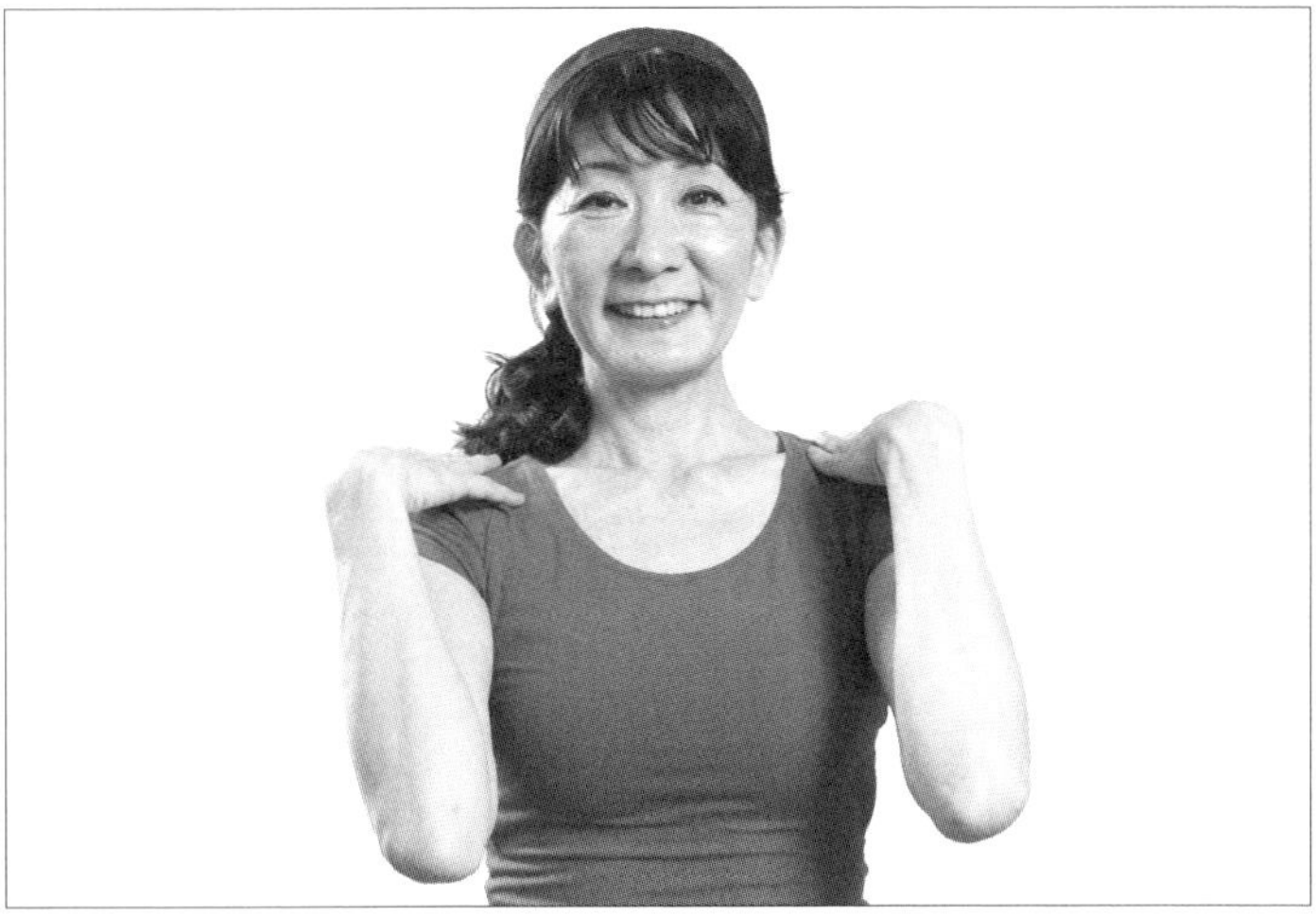

②-2　上から大きく後ろに開いて落とす

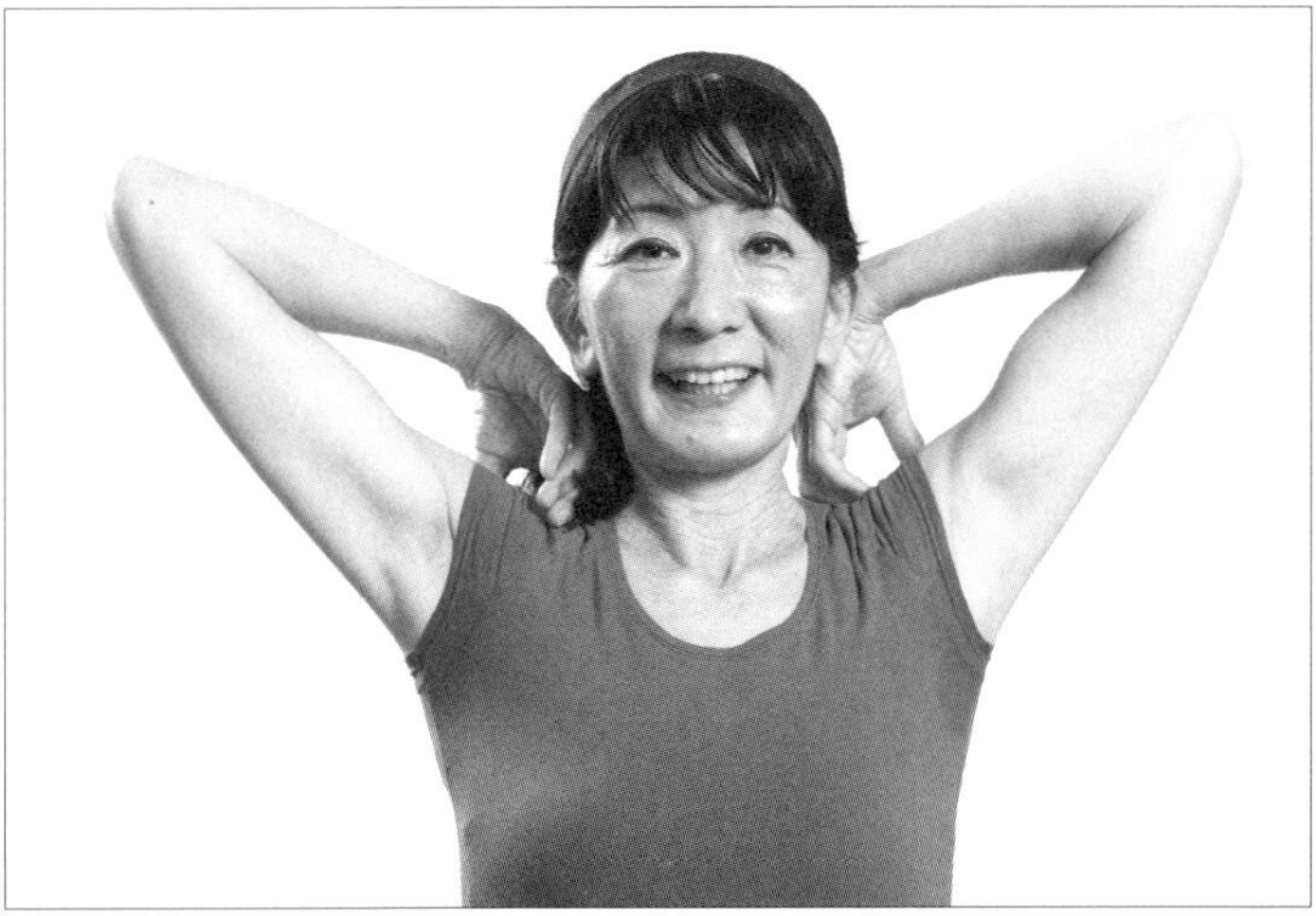

②-3　片腕ずつゆっくり回す

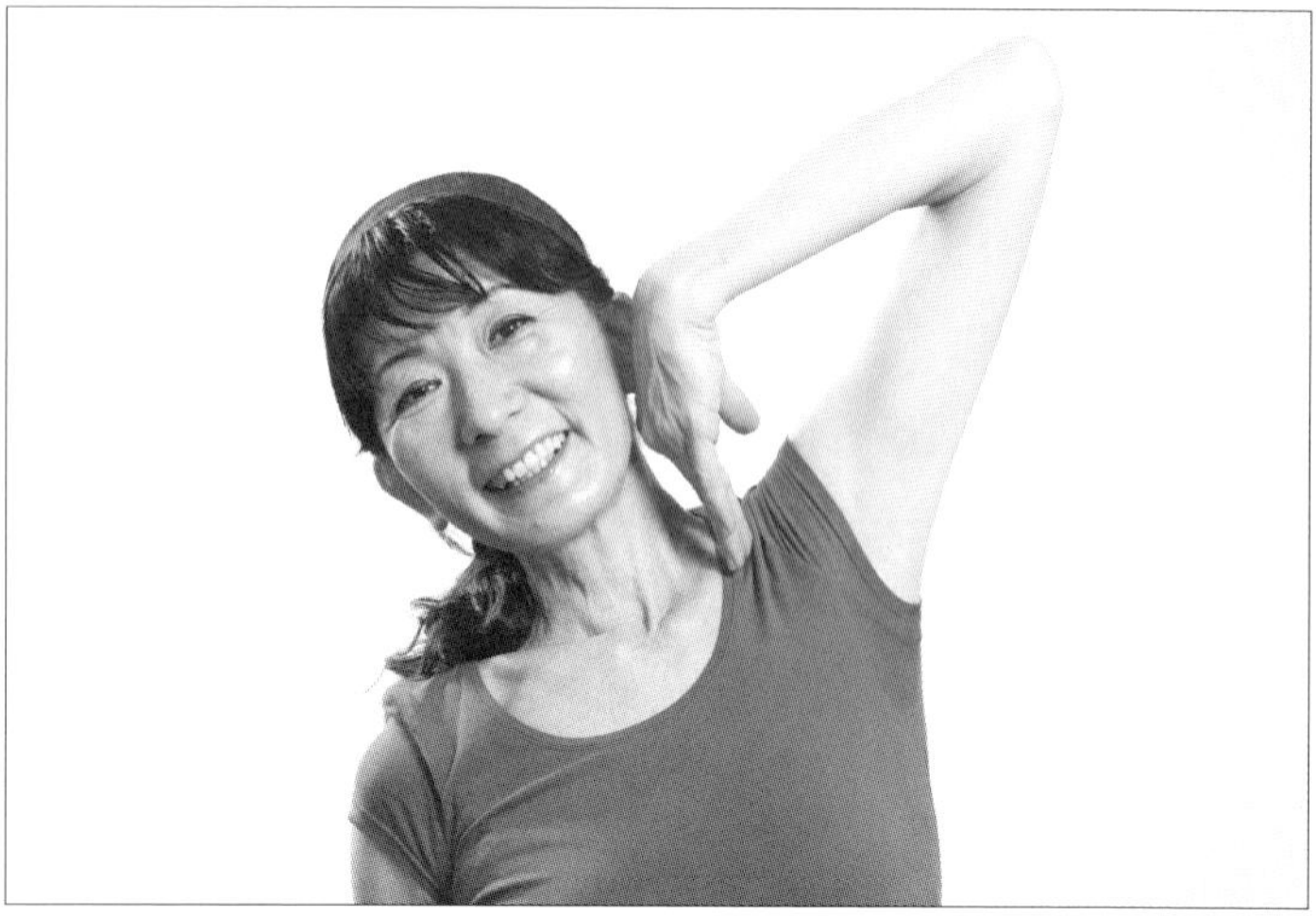

〈ポイント〉

・ゆったり動かす

・痛みのある方は無理な動きをしないよう、じんわりと伸びるのを感じながら動かす

③再度バンザイして初めとの違いを確認

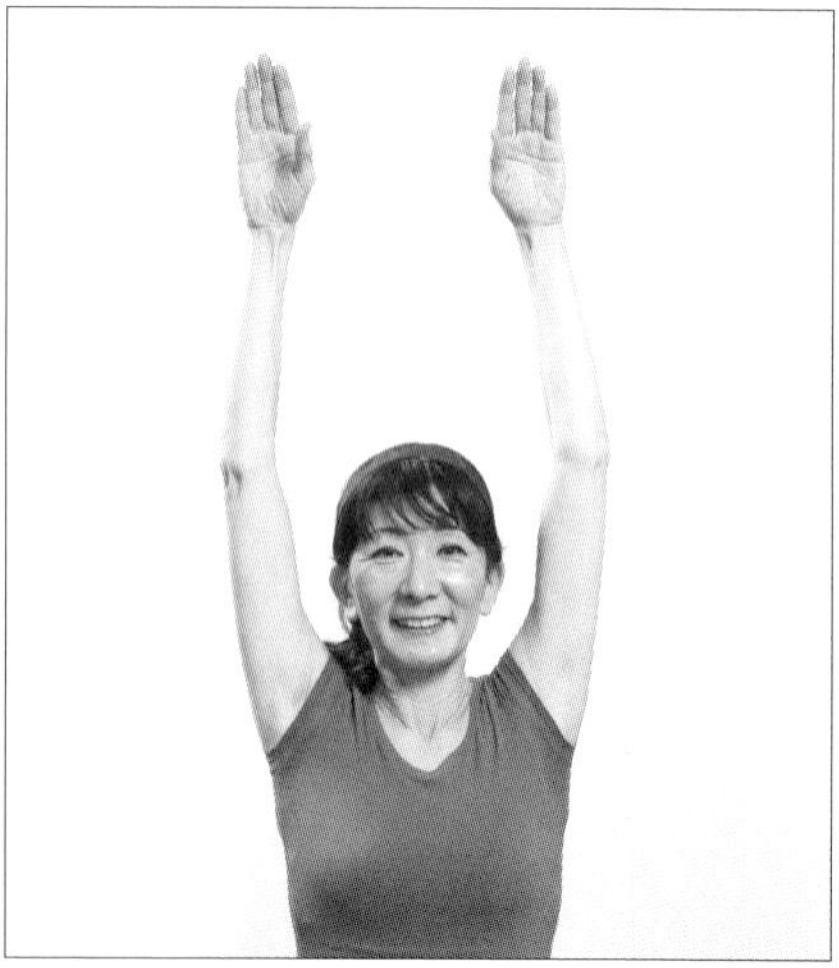

〈得られる効果〉

・首のコリや肩コリの解消

肩甲骨を動かすことで肩や首の筋肉も一緒に動いてくるので、首や肩が緩んできます。

・背中が伸びる

背筋が伸びて猫背の解消にもなります。

・ダイエット

大きな筋肉の集まる肩甲骨を動かすことで、燃焼効果が得られます。

・バストアップ

肩甲骨が動くことで、丸まった背中が伸び、バストの位置が上がってきます。

・骨盤が整い、ゆがみがなくなってくる

肩甲骨を動かしてコリや左右差がなくなってくると、同時に動く腰や骨盤の筋肉も伸ばされて整ってきます。

・冷えの解消

肩甲骨に多くの筋肉がついているので、ほぐすことで血流がよくなり、末端の血管へと流れて体を温める効果があります。

4 スムーズな骨盤の動きで、背中がスッキリ

骨盤は、腰椎の下に大きく位置した体の要です。第1章でもお話ししたように、骨盤は大きな一つの骨ではなく、いくつかの骨が組み合わさって成り立ち、股関節につながっています。立つ、座るなど日常の動作に連動しているため、ずれやゆがみが起こりやすいのです。

あなたの骨盤は固まっていませんか？　まずは、骨盤チェックをしてみましょう。

■骨盤　チェックリスト

- □ ぽっこりおなかが気になる
- □ 腰回りやヒップに肉がつく
- □ 姿勢が悪く猫背
- □ 椅子に座ると足を組む、もしくは無意識にひざが開く

□足がつる、むくむ
□O脚だ
□便秘、下痢がある
□靴の減り方が左右対称でない
□仰向けで寝るのがつらい

次に、あなたの骨盤が整っているかを確認してみましょう。頭から、かかとまでを壁につけていきます。あなたの体は、どの部分が壁につきましたか？

・**後頭部・肩甲骨・ヒップ・ふくらはぎ・かかとの5点すべてが壁につく**：骨盤の傾きは正常です。

・**どこかつかないところがある、ついていてもその姿勢が不自然**：骨盤にゆがみがあります。日常から背中を伸ばし、おなかを締めてヒップの後ろ側を上げ、骨盤を立てましょう。

特に、次のいずれかが壁から離れていたら要注意です。

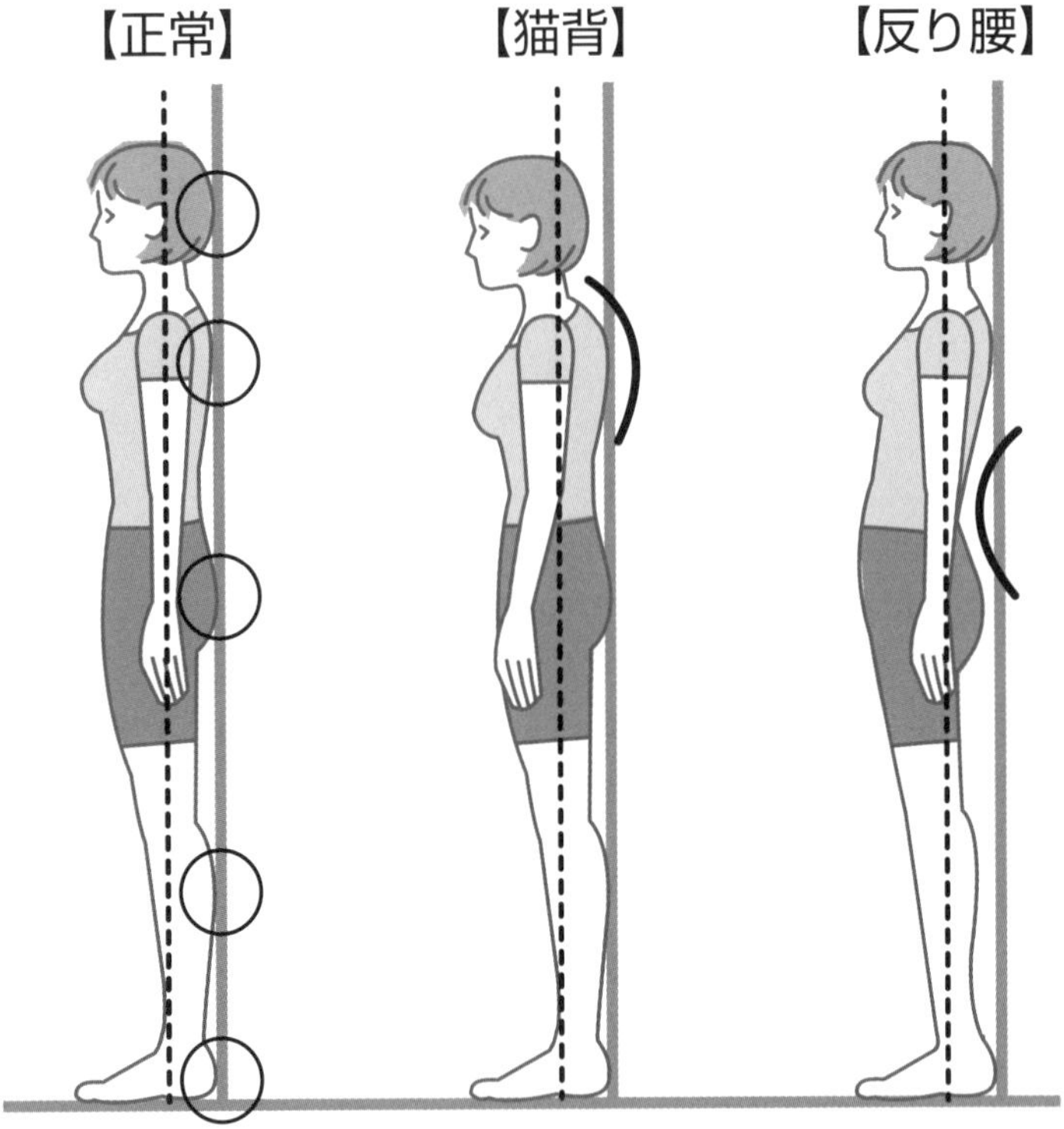
【正常】
【猫背】
【反り腰】

・**後頭部や肩甲骨：**猫背です。頭が落ちています。

・**ヒップやふくらはぎ：**反り腰です。ポッコリおなかの原因にもなります。

骨盤は上半身を支え、しなやかな動きを出す体の土台です。骨盤の周りが硬いと、腰や背中が緊張して全身が硬くこわばってしまいます。土台がしっかりと整わなければどんなに外見を美しく着飾ってもさまざまなトラブルに見舞われ、健康とはかけ離れた体になってしまいます。

骨盤は生活をしていく上でさまざまな役割を果たしています。体のバランスを取り、歩くときだけでなく座る際にも、体を支える重要な役割を担っています。よって、ゆがみのある状態のまま、歩いたり座ったりの動きを毎日続けていくと骨盤は少しずつずれ、**O脚やX脚などの足のトラブルや、腰や背中の痛み、疲労感**など多くの不調を抱えるようになります。

また、骨盤は子宮や腸などの内臓を包み込んでいるので、骨盤のずれやゆがみを放っておくと内臓や生殖器が直接影響を受け、便秘や下痢の原因となったり、血行不良、冷え症、むくみや月経不順などの不調も抱えるようになります。骨盤のゆがみで、内臓を支えることができなくなると、内臓は下腹部に下がってきてしまい、**ぽっこりおなかの原因となります。**

＊＊＊

骨盤ストレッチ

骨盤は、多方面、いろいろな角度に動きます。これまでに動かしたことのない位置の動きもあるかもしれません。

筋肉の硬い部分が最初は動かないかもしれませんが、続けていくうちに徐々に動くようになってきます。

骨盤だけではなく、脚のつけ根やひざも動いてきますので、**どこが硬くなっているのかを感じながら動かします。**

力任せに足を振るような動きは、痛めてしまうので避けましょう。しっかりとおなかを締めて、腹筋を使いながら行ってください。ほぐし、動かして柔軟な筋肉を保ち続けることが大切です。

これから紹介する3つの動きをそれぞれ動画にしましたので、それらも合わせてごらんください。

1　ひざを左右に倒す

①仰向けに寝て両手を横に開き、手のひらを下にする。

②ひざを立てておなかを締め、ひざを左右にゆっくり4往復揺らす。おなかを緩めて力なく動かすのではなく、おなかは押し込んで動かす。動きにくい部分や左右差を感じながら丁寧に揺らす。

③倒したときに上になっている足を軽く伸ばして左右に4往復揺らす。伸ばした足の角度を変えてみたり、遠くに伸ばしたりして心地よく揺らす。

①仰向けで、両手を横に開き手のひらを下にする

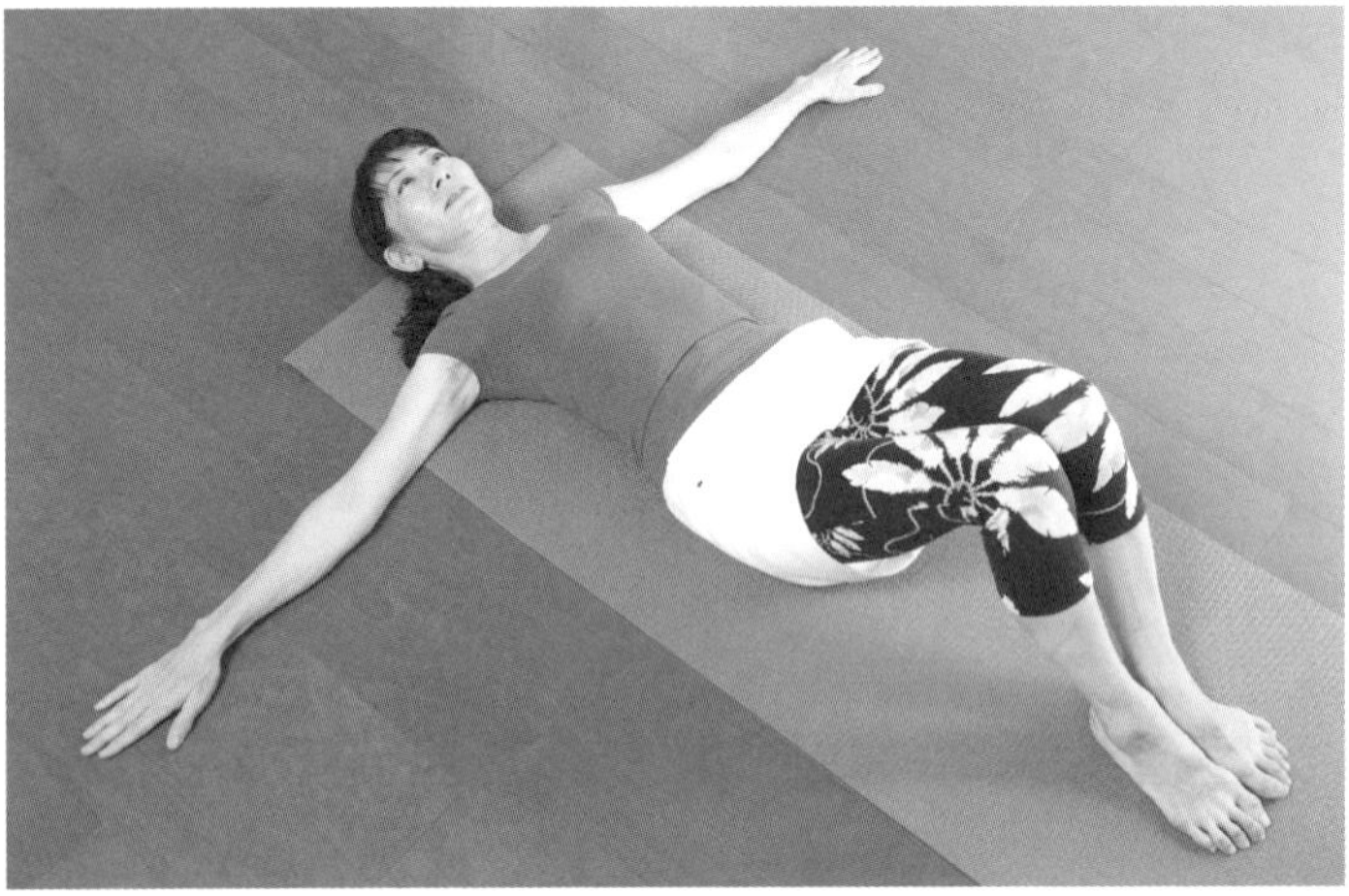

②おなかを押し込み、ひざを左右に倒す

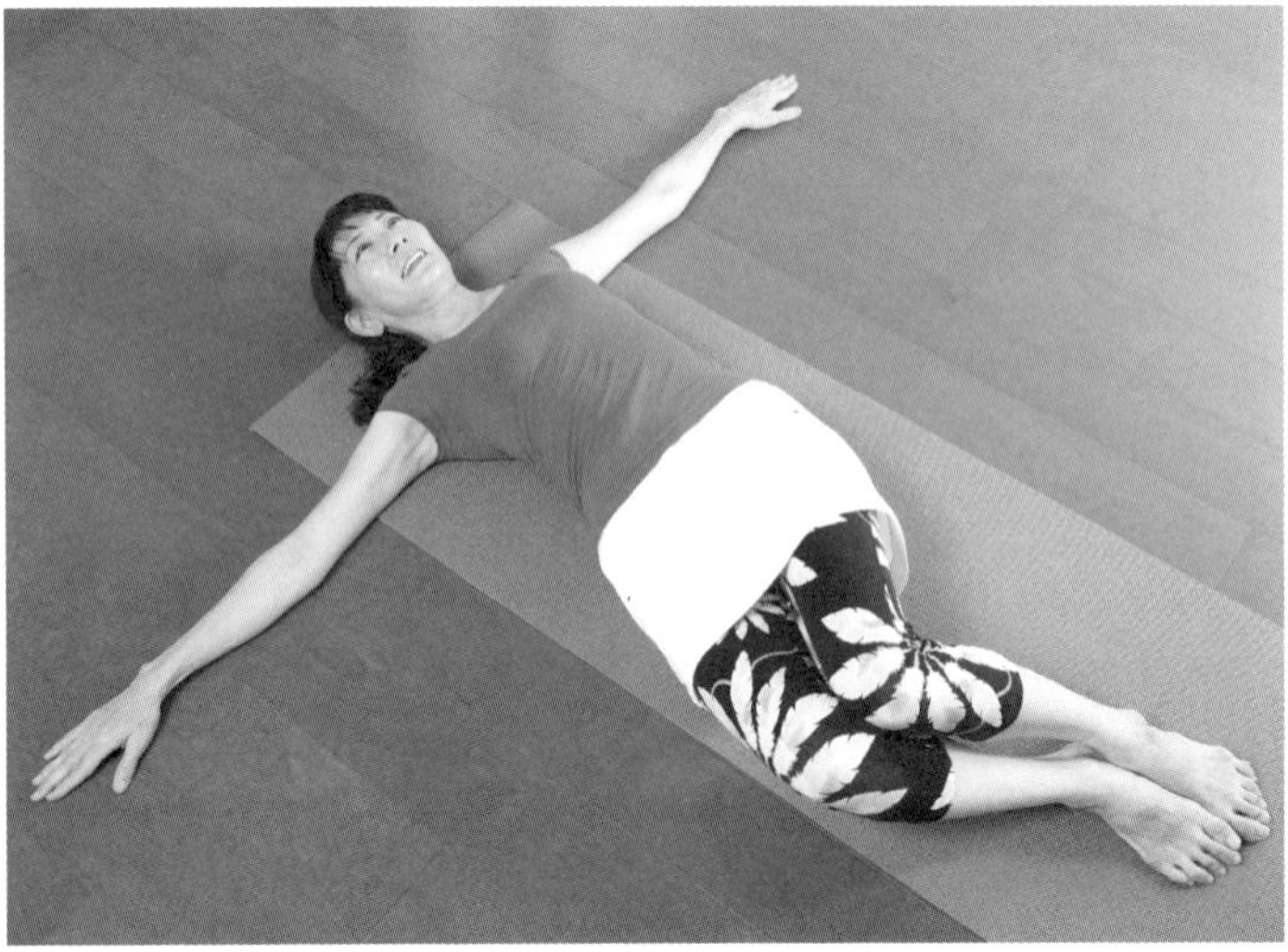

③倒したときに上になっている足を伸ばして左右に揺らす

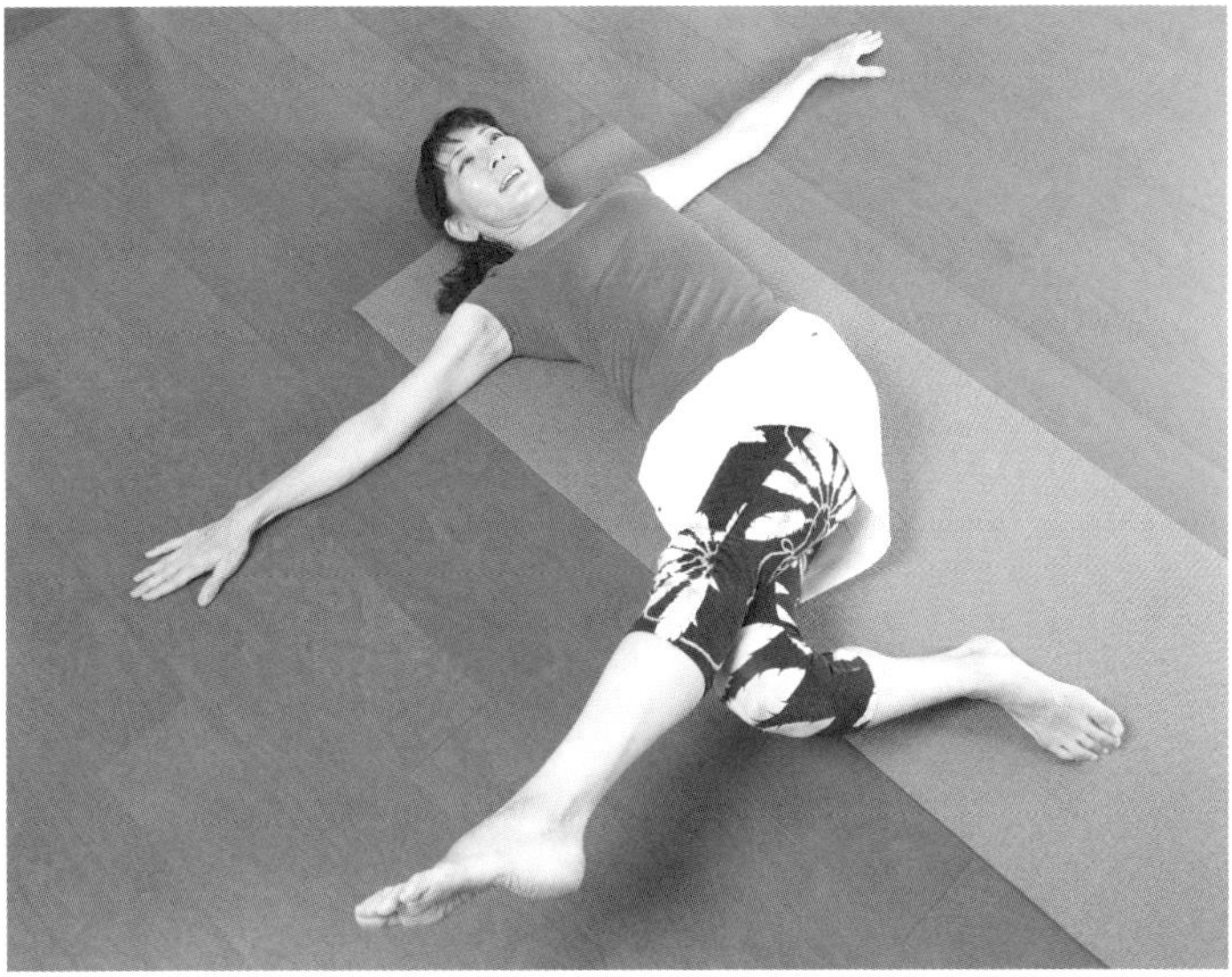

ここにアクセス!

●このＱＲコードをスマートフォンで読み取ると、YouTube で「骨盤ストレッチ・ひざを倒す」の映像が見られます。

●インターネットから検索する際は、検索窓に「骨盤ストレッチ・ひざを倒す　杉山ゆみ　YouTube」と入れてクリックしてください。

骨盤ストレッチ・ひざを倒す　杉山ゆみ　YouTube　検索

2　ひざを抱える

①仰向けでひざを抱え、胸に近づけたり離したりを繰り返す。胸に近づけたときに、ヒップが小さく上がって腰の筋肉が緩むのを感じる。

②ひざを曲げた状態で、左足を右の太ももの上に乗せ、ひざを抱えて左右に揺らし、左太ももの外側からヒップにかけての筋肉を動かす。脚のつけ根、そけい部が硬いと動きが鈍いが、小さくていいのでゆっくり丁寧に揺らす（痛いときは無理をしない）。足を組み替え、左右2回ずつ行う。

ここにアクセス!

●このＱＲコードをスマートフォンで読み取ると、YouTubeで「骨盤ストレッチ・ひざをかかえる」の映像が見られます。

●インターネットから検索する際は、検索窓に「骨盤ストレッチ・ひざをかかえる　杉山ゆみ　YouTube」と入れてクリックしてください。

骨盤ストレッチ・ひざをかかえる　杉山ゆみ　YouTube　　検索

①仰向けでひざを抱え、胸に近づけたり離したりする

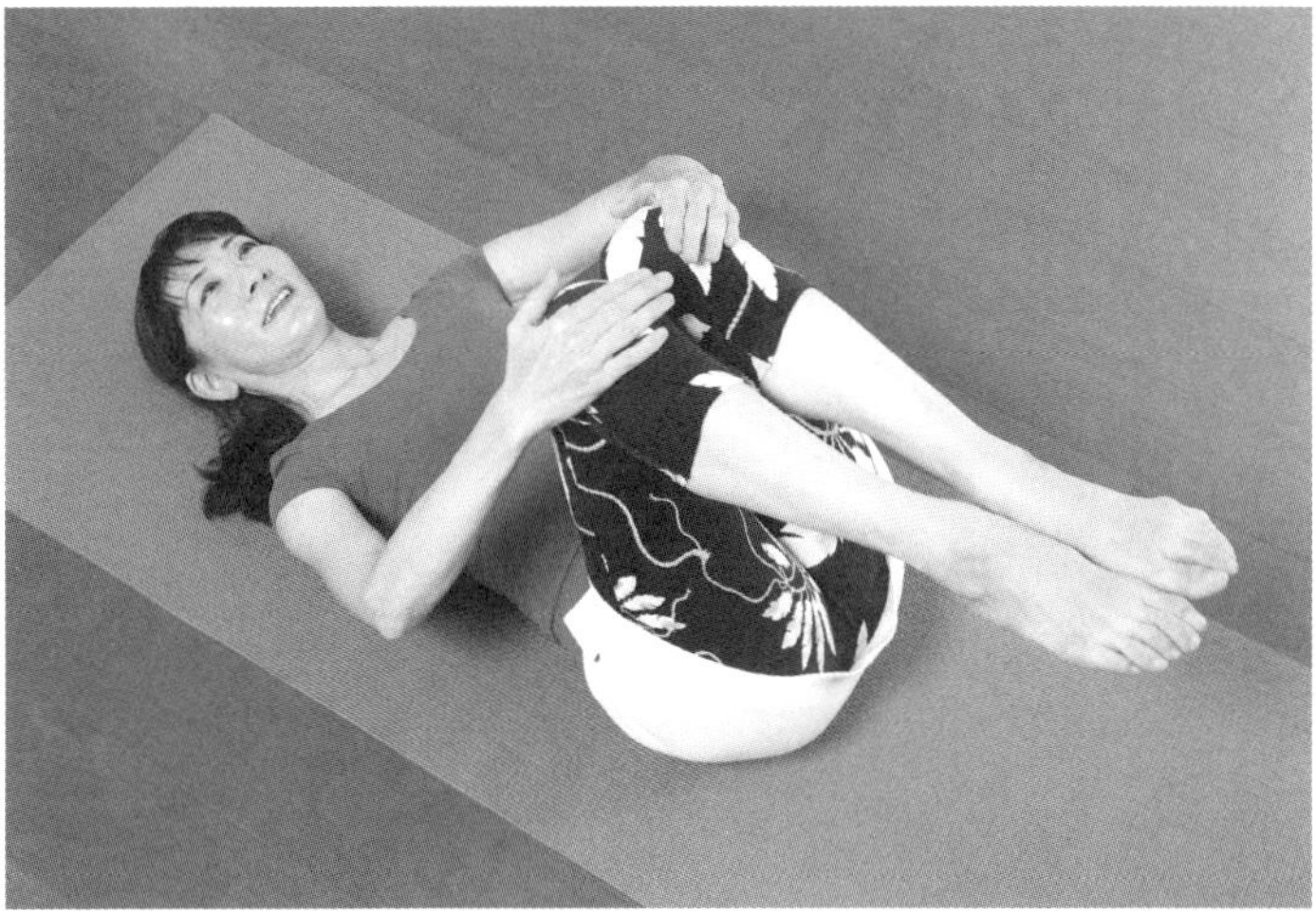

②足を組んで左右に揺らす

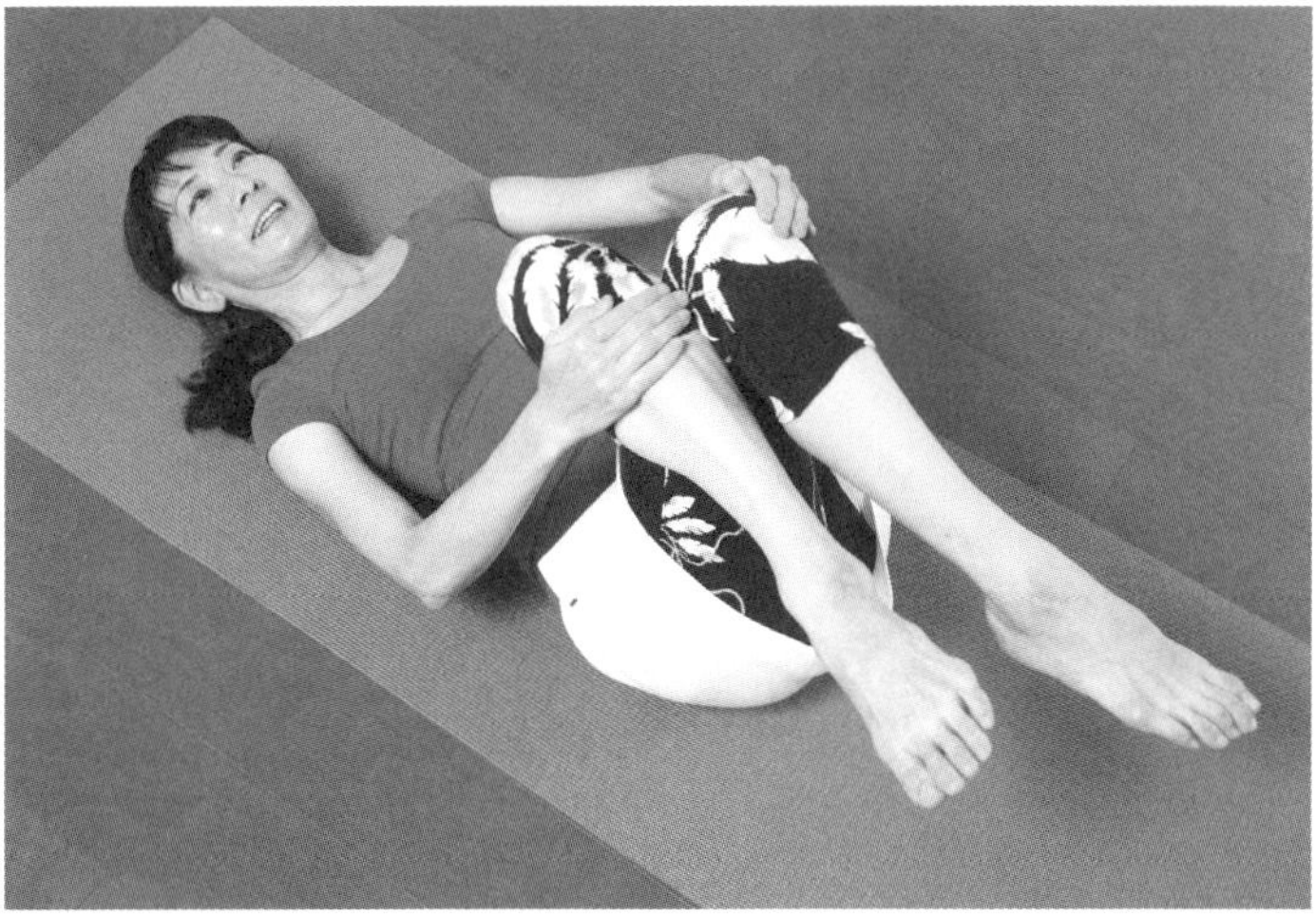

3 片足ずつ抱える

①仰向けに寝て、両足を真っすぐにそろえ左足を両手で抱える。ひざを小さく左右に揺らして、硬い部分を丁寧にほぐす。

②左ひざを右手にもち、左腕を横に伸ばして抱えた左足を右側に倒す。倒したときにひざで内に円を描くように足を緩めて、元に戻す。これを4回繰り返す。ひざから手を離して行ってもかまわない。

③左ひざに左手を添えて、左に開く。左ひざを上下に動かして股関節を緩め、手を離してひざを開いたままの心地よい状態を5秒ほど保つ。

④最後にもう一度左のひざを胸に近づけ、右足を真っすぐに伸ばし、5秒キープして開放するように足を伸ばす。このとき、骨盤から足全体が緩み、左足とḟとも

に体の左側全体が緩んでいるのを感じる。

⑤反対側も行う。

ここにアクセス!

●このＱＲコードをスマートフォンで読み取ると、YouTube で「骨盤ストレッチ・片足をかかえる」の映像が見られます。

●インターネットから検索する際は、検索窓に「骨盤ストレッチ・片足をかかえる　杉山ゆみ　YouTube」と入れてクリックしてください。

骨盤ストレッチ・片足をかかえる　杉山ゆみ　YouTube　検索

①左足を抱え、小さく左右に揺らして硬い部分をほぐす

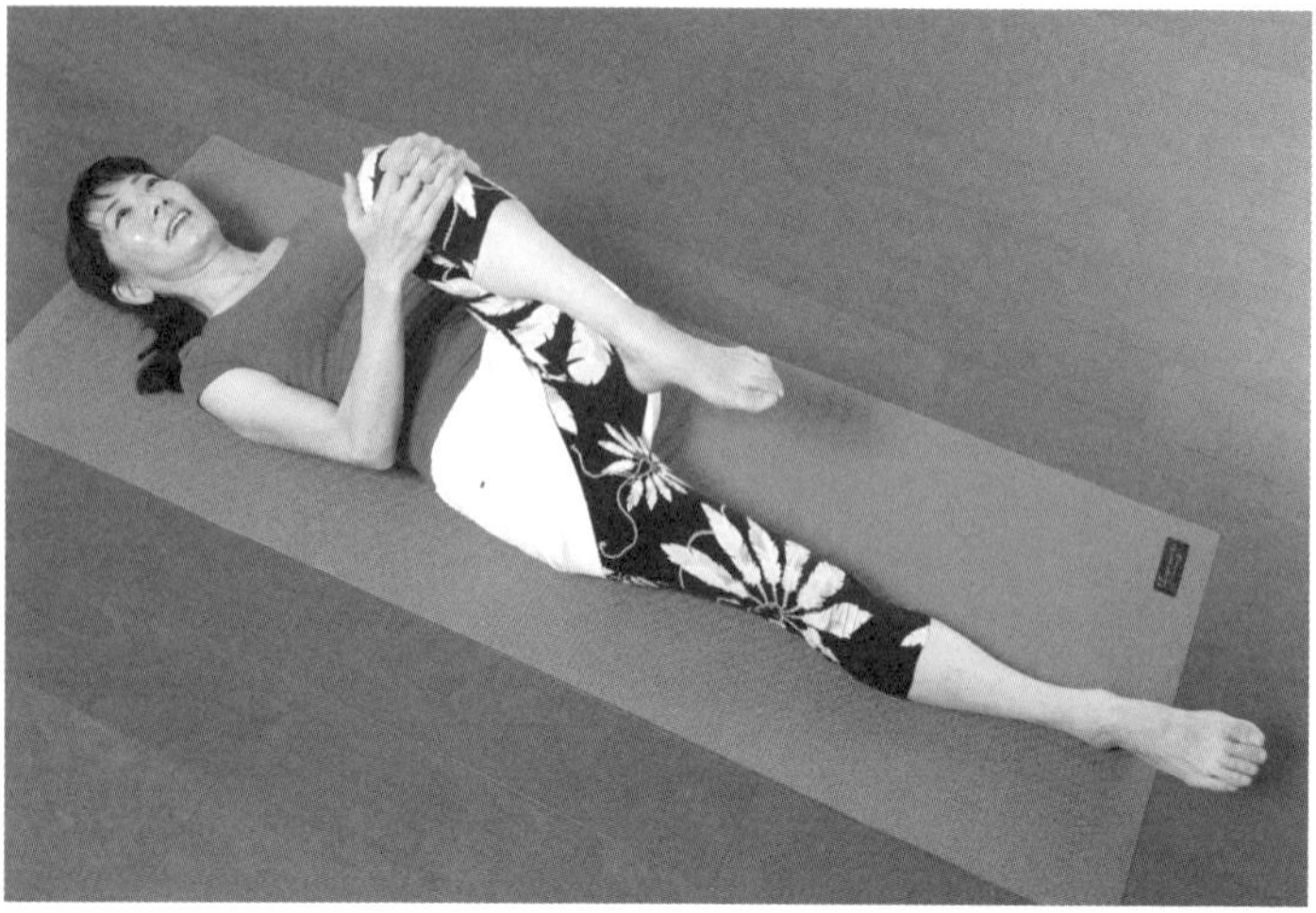

②左ひざを右に倒す

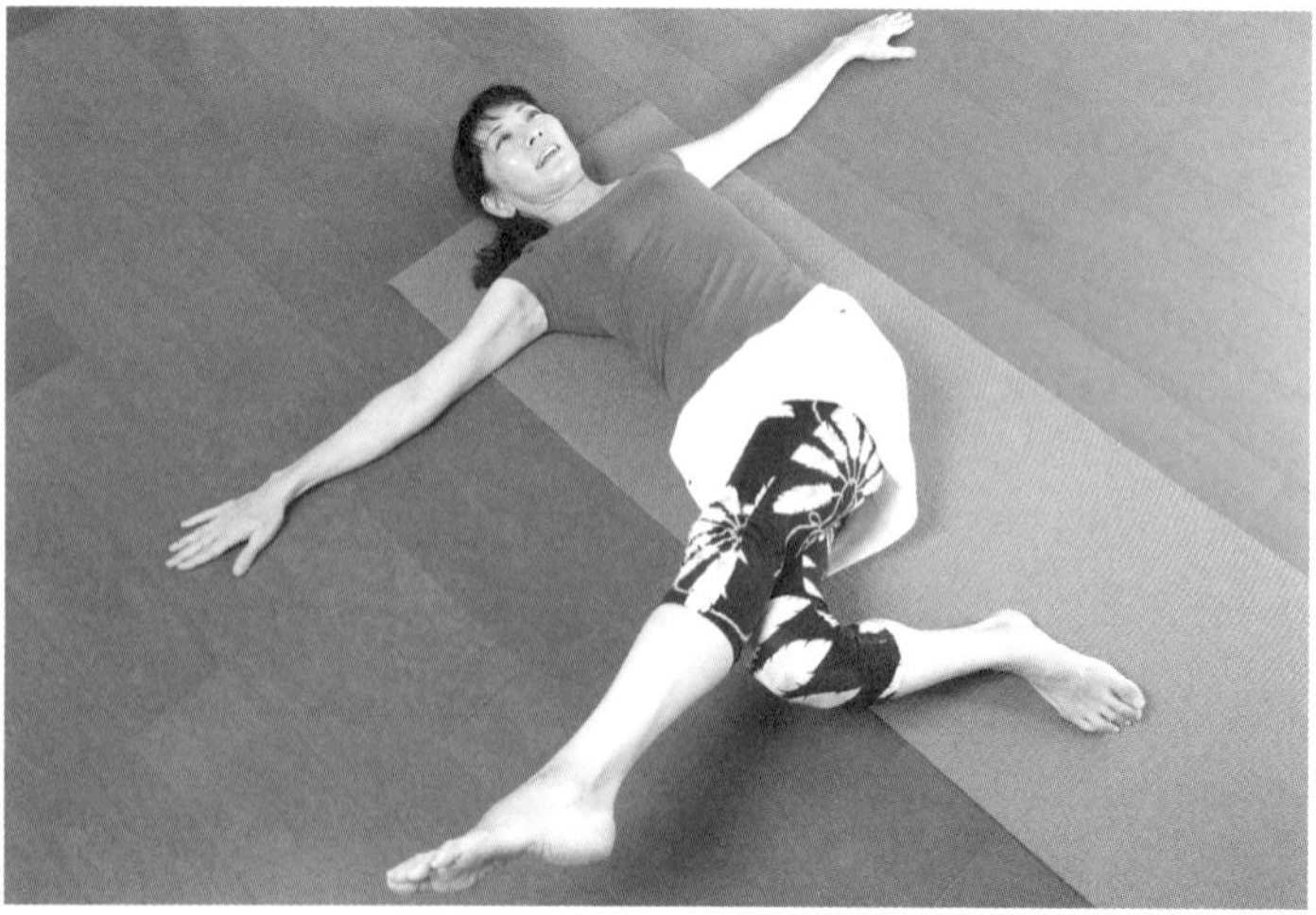

③ひざを左に開き股関節を緩める

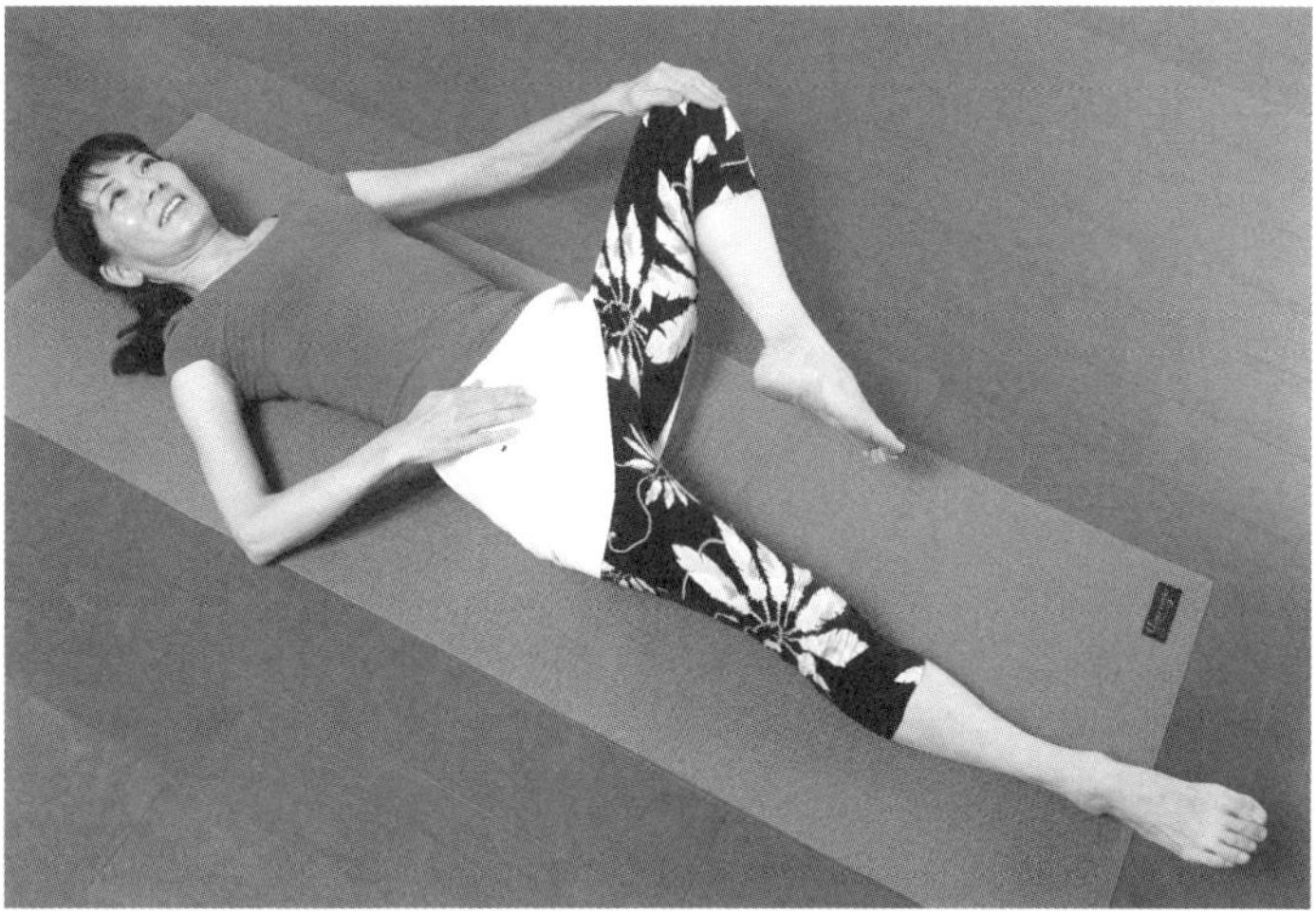

④もう1度ひざを胸に近づけ、5秒キープしてから伸ばす

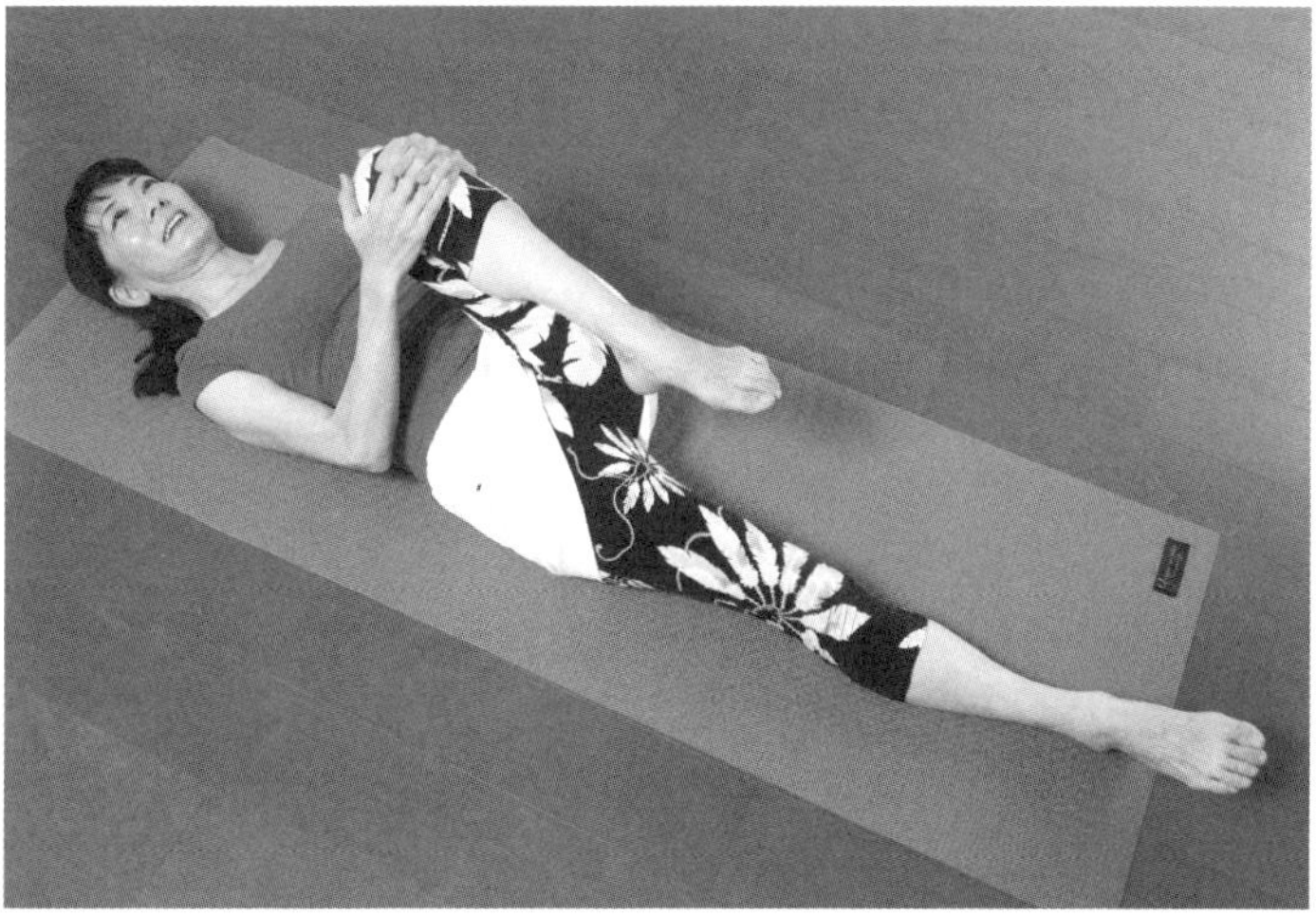

〈ポイント〉

腰や背中、ひざなどに痛みのある方は無理な動きをしないよう、ゆっくりと動かして伸びるのを感じる。

〈得られる効果〉

・腰痛、ひざ痛の改善

骨盤を動かすことで、腰の筋肉、太ももやひざの周りの筋肉が伸ばされ、腰痛やひざ痛で固まった筋肉を和らげる効果があります。

・足のむくみや冷えの解消

そけい部のリンパの流れがスムーズになり、血流がよくなって下半身のむくみや冷え、足のつりが解消されます。

・姿勢がよくなる

腰から背中が動かされ、背筋が伸びてきます。

・月経不順、月経痛の改善

子宮で起こるトラブルにもいい効果があり、月経不順や月経痛が改善されます。

・便秘、下痢を解消

腸の状態がよくなり、便秘や下痢などの問題が解消されます。

・ヒップが上がる

骨盤のゆがみが消え、筋肉が柔軟になることで、落ちていたヒップが背中の筋肉で引っ張り上げられることにより、ヒップの位置が上がります。また、ヒップに丸みがつくられ形が整います。

・ひざの後ろが伸びて美脚に

ヒップが上がるとともに、ひざの後ろも伸ばされ、美脚の効果があります。

・股関節の可動域が広がる

骨盤や脚のつけ根が柔軟になることで、股関節が大きく動くようになります。足が上がりやすくなりけがの予防になります。

・太ももが細くなる

股関節が柔軟になることで、横に張り出していた太ももの筋肉が和らぎ、リンパの流れもスムーズになって太ももが細くなる効果があります。

・ウエストが細くなる

骨盤のゆがみがなくなり、可動域が広がり、背中が伸びるようになると腹筋が使えるようになってウエストが締まってきます。

骨盤の周りの筋肉が和らぎ、ずれやゆがみが整ってくると、おなかのあたりがポカポカして温かくなり、体が軽く感じられ、呼吸が深くなることで吸った空気が体中を巡り、滞りがなくなってくる感覚を味わうことができます。心地よさが得られるようになり、疲れにくく行動的でエネルギッシュな体になることでしょう。

5 土台をつくる足ほぐしで、老化ストップ

「老化は足から」といわれます。足は骨盤とともに体の土台であり、重要な機能をサポートしています。

足は心臓から離れていますが、密接につながっています。歩いたり走ったりして足を動かすと脳への血流が増え、脳の運動野の神経細胞が活性化し、筋肉を動かす機能

が高まります。**足を動かすことは、体の老化や脳の衰えとも深く関わっているのです。**

ここで足のチェックをしてみましょう。次のうち当てはまるものはありますか。

■足・脚　チェックリスト

□ 太もも、ふくらはぎが張っていて硬い
□ ひざが伸び切らない、痛みがある
□ ひざ上にたるみがある
□ 足先が冷たい、冷える
□ 疲れやすい
□ 指で押すと跡が残る
□ 足首がむくみやすい
□ 外反母趾、内反小趾である
□ タコやマメができやすい
□ 歩くことや運動をほとんどしない

足の悩みを持っている方は、とても多いです。**むくみや冷え、変形**など、治らないと思っている方がいらっしゃいますが、**軽いものでしたらご自身でマッサージを繰り返すことで、かなり楽になってきます。**

＊＊＊

足のストレッチ

足の指、足首、ふくらはぎや太ももをマッサージします。

最初に、足の指を回しましょう。靴を履く生活の多い方は足の指が固まりやすく、指と指がくっついて広がりにくくなります。

次は、足首を動かします。足首やふくらはぎにむくみのある方は、丁寧に十分にほぐしましょう。それだけで足の形が変わり、足が楽になってきます。

そして、第二の心臓といわれるふくらはぎをほぐします。ふくらはぎは、心臓から足に送り出された血液を戻すポンプの役割をしています。硬く固まらせないよう、ふくらはぎをほぐし、さらに太ももまで丁寧にほぐしていきます。

1　足の指、足首

①左足の小指から親指まで、外、内回しそれぞれ4回ずつ。指一本一本をつけ根から回す。

②左足と右手の指を組み、左手で指のつけ根を押さえ、指全体を回す。左手で押さえないと足首が回ってしまうので指の上を押さえて、指だけを回す。外、内回しをそれぞれ4回ずつ行う。

③指を組んだまま、外側に倒したり内側に曲げる。内側にしたときに両手の親指で足の裏をほぐす。

④反対側も同様に行う。

①指を１本ずつ回す

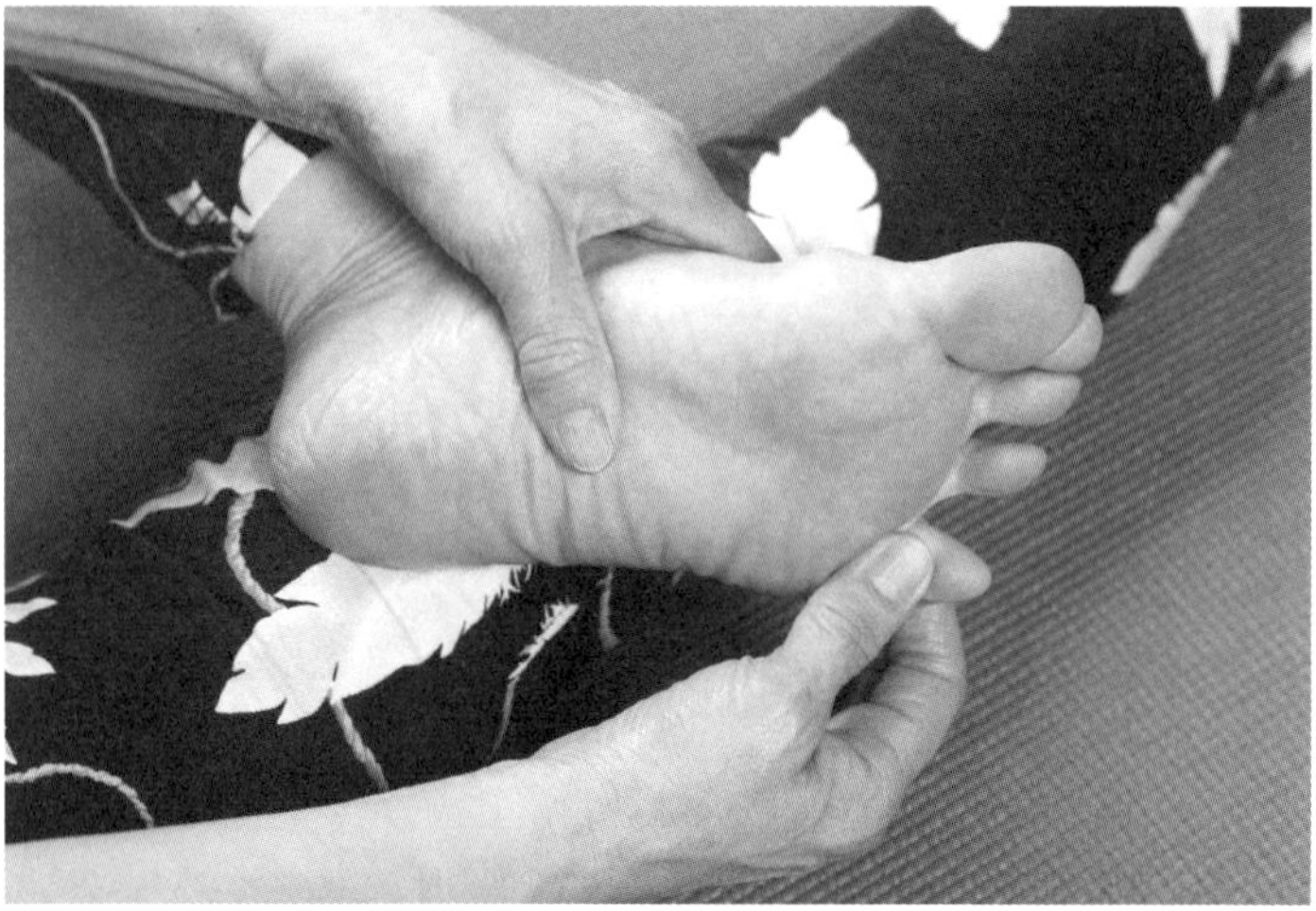

②手と足の指を組み回す

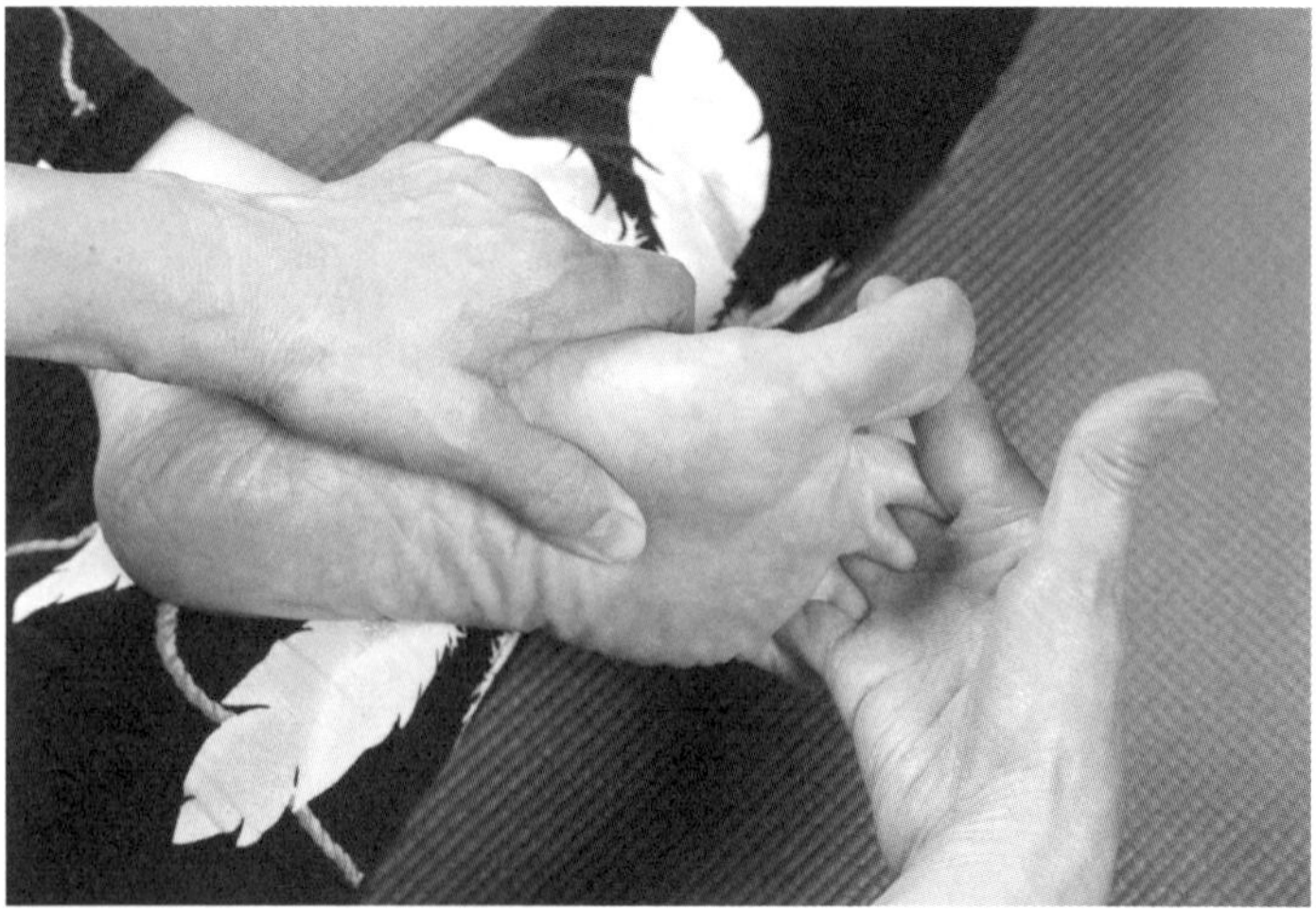

③-1　指を組んだまま外に倒す

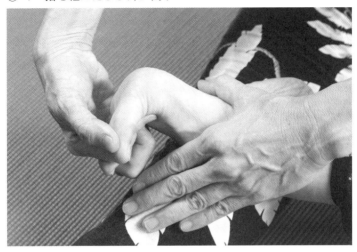

③-2　指を組んだまま内に曲げる

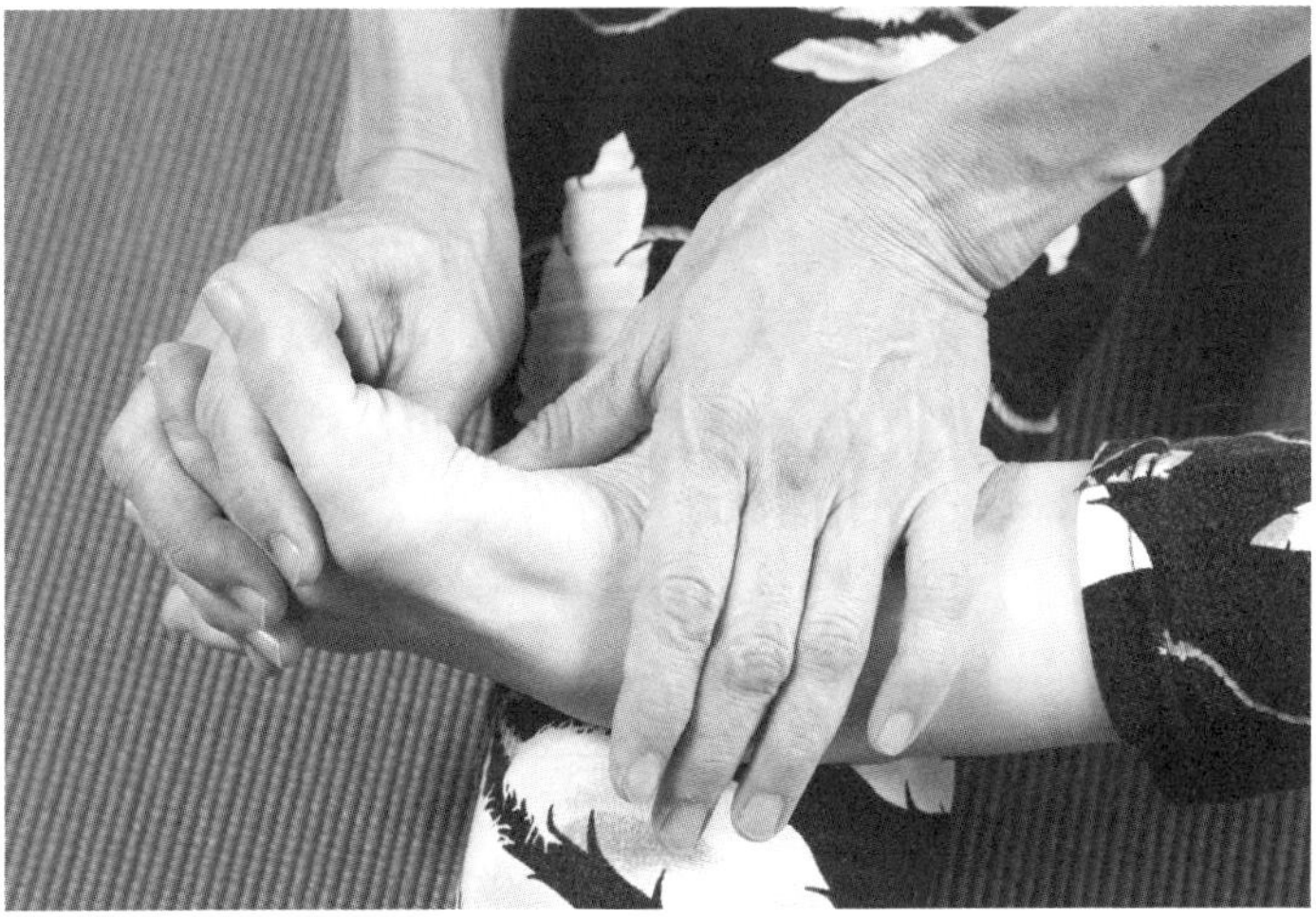

⑤-1　足首を曲げる

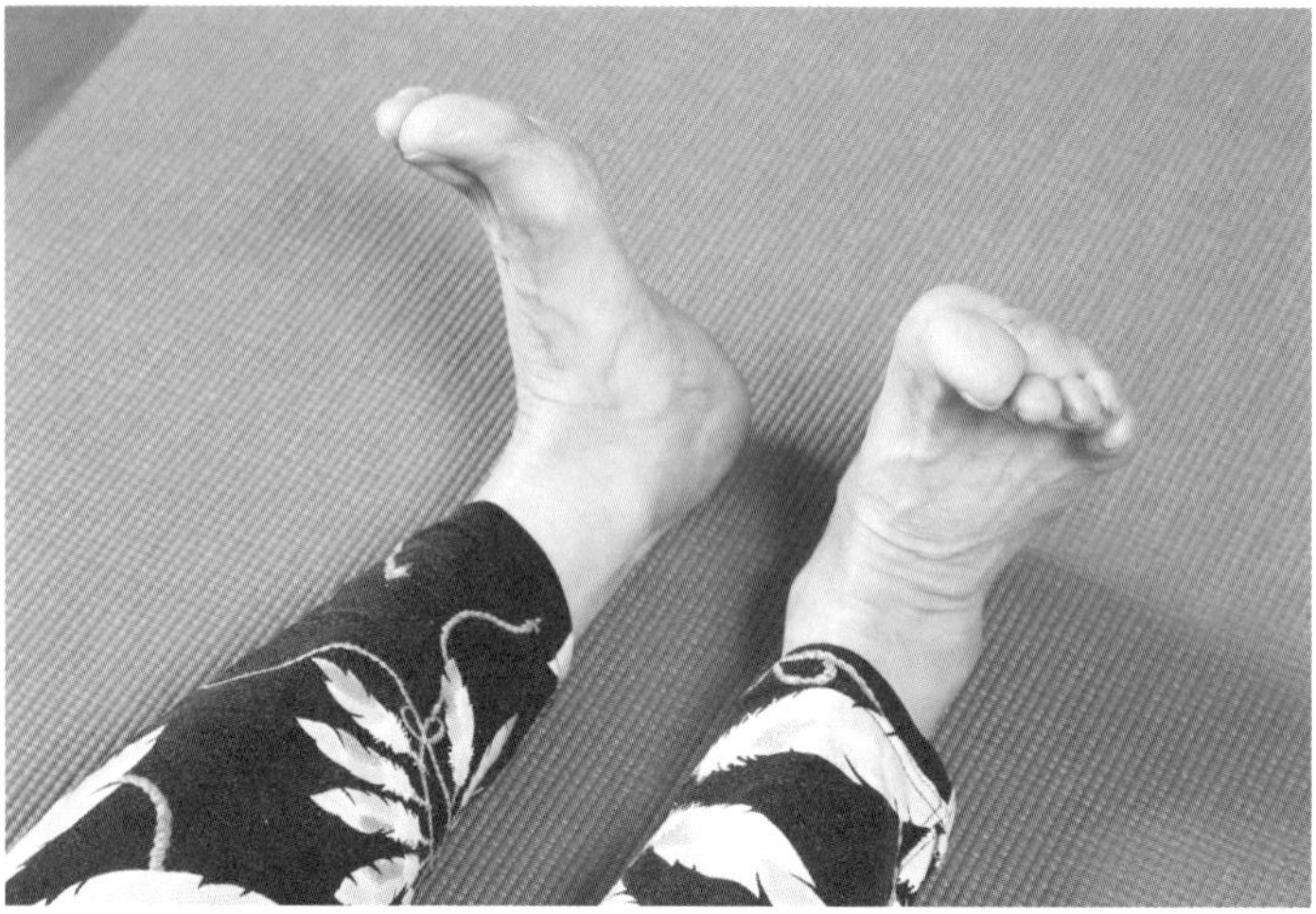

⑤足を伸ばして座り、足首の曲げ伸ばしをする。曲げたときはかかとを押し出し、アキレス腱とふくらはぎをしっかりと伸ばす。足首を伸ばしたときは爪先を遠くに向け、足の甲をしっかり伸ばす。

⑥足首を大きく外回しを4回、内回しを4回それぞれ行う。

⑤-2　足首を伸ばす

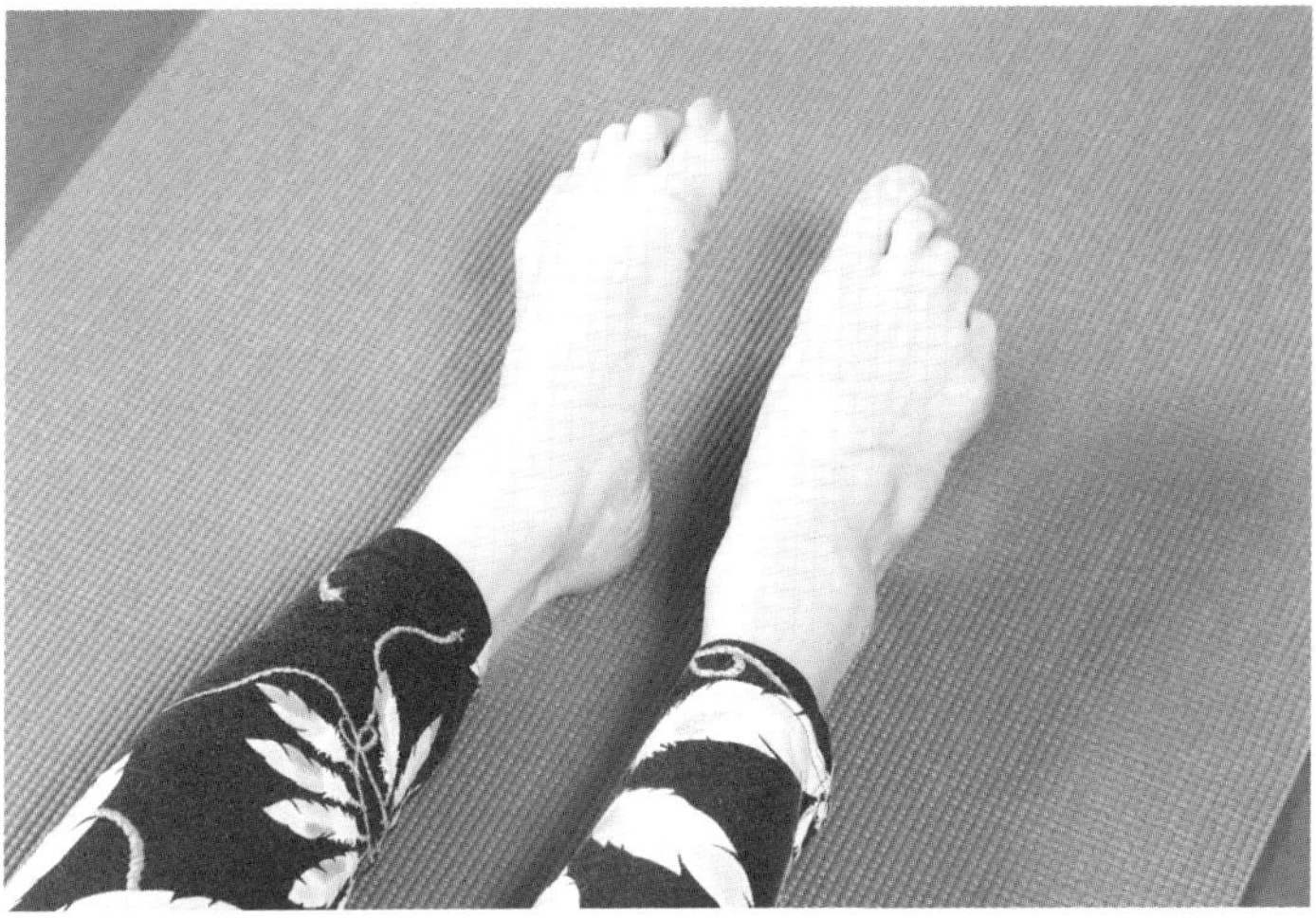

⑥足首を回す

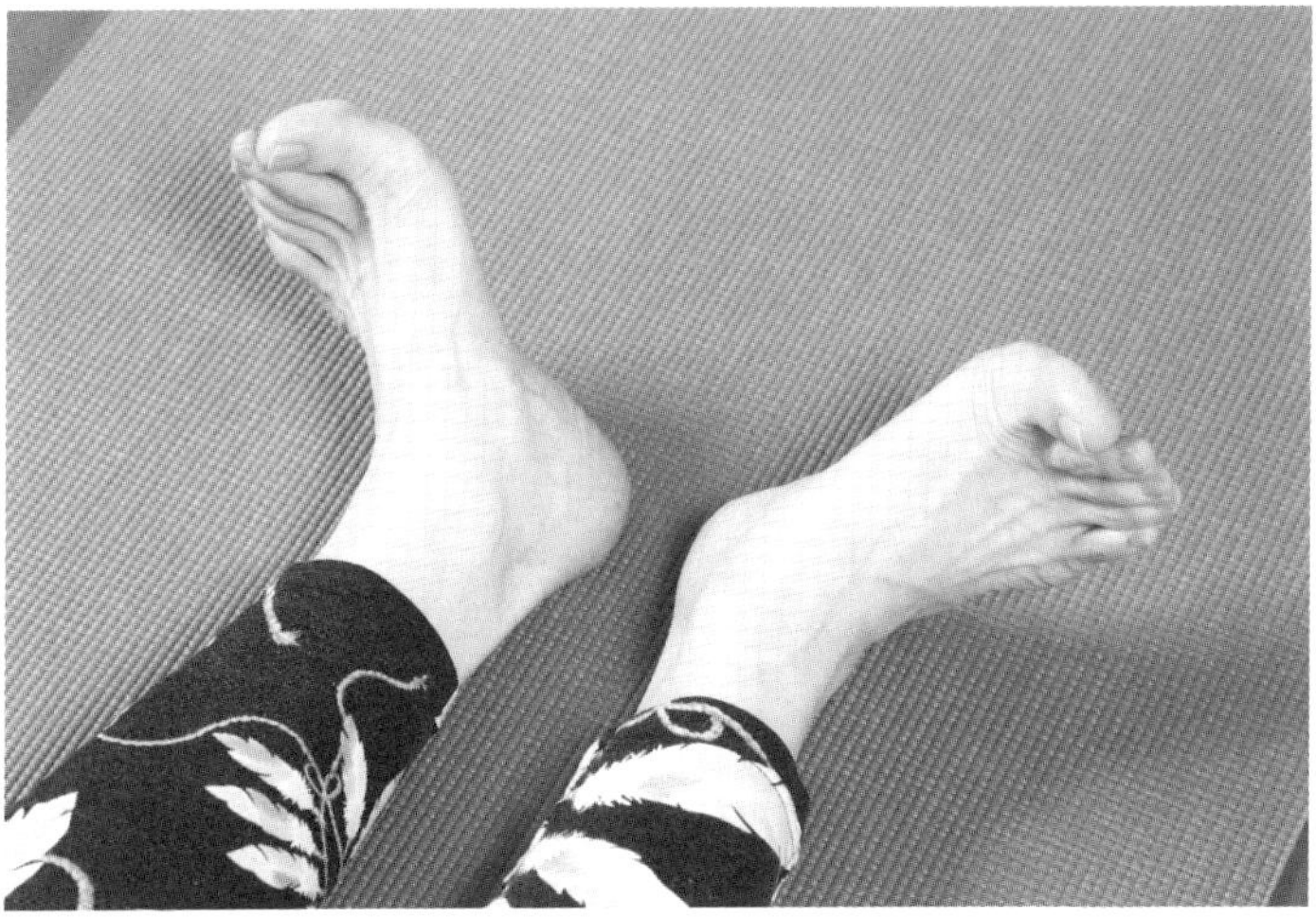

2 ふくらはぎと太ももほぐし

動きを動画にしましたので、合わせてごらんください。

①ふくらはぎの内側をアキレス腱からひざの内側まで、骨の下に手の指をそろえて置き、中指で下から上に４回マッサージする。

②ふくらはぎの外側に手を添え、中指で同様にアキレス腱からひざの外側まで、骨の下から押し上げるように下から上に４回マッサージする。

③親指を前に、残り４本の指をふくらはぎに当て、ふくらはぎをつぶすように下から上に４回動かす。

④ひざの後ろに指を置き、指先で優しくほぐし、ひざ全体を手のひらで温める。

①ふくらはぎの内側を下から上に

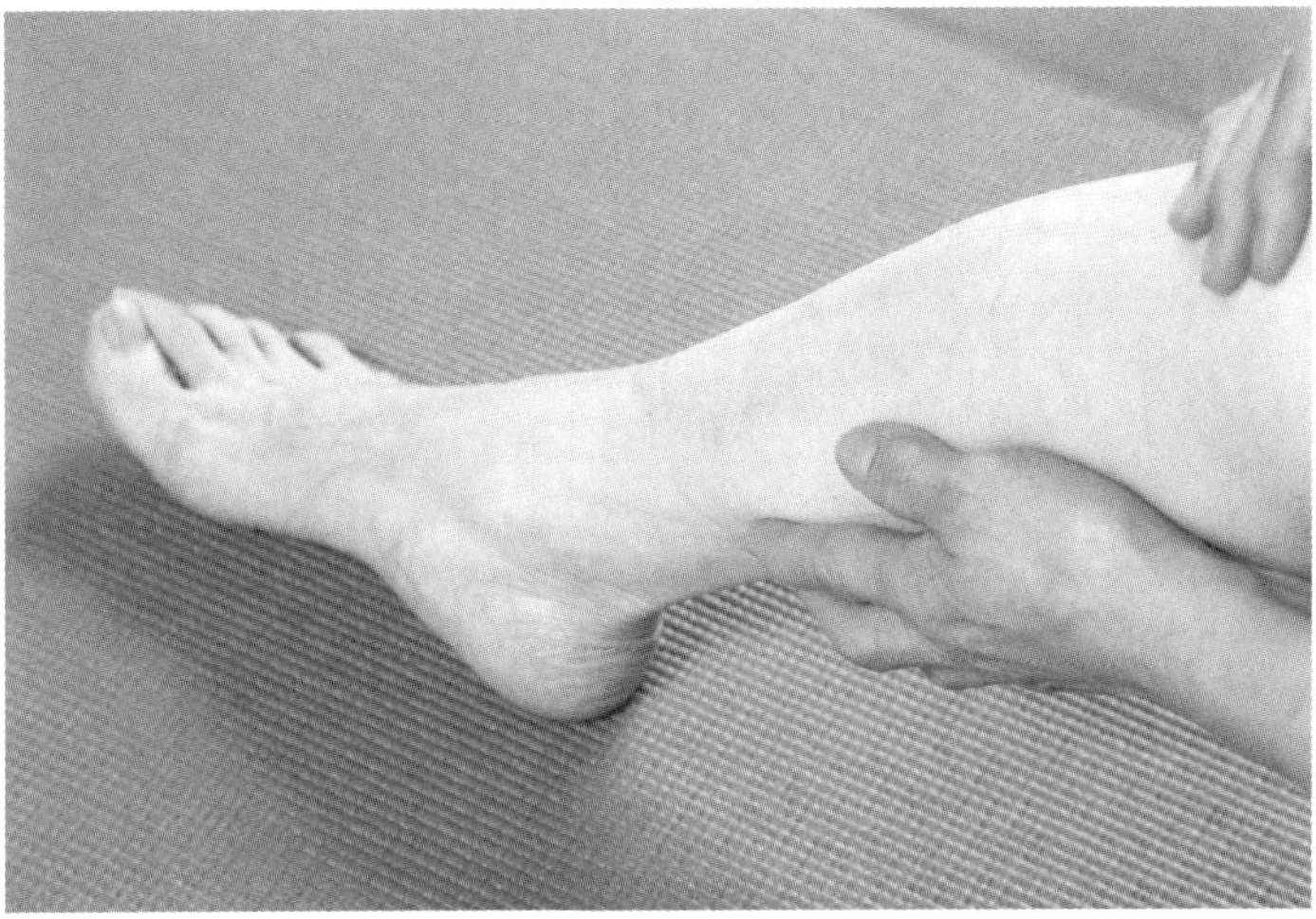

⑤親指を前にして太ももを囲み、親指以外の指先で太ももの後ろを押すようにしながら、手のひら全体でマッサージし、ひざの後ろからそけい部までをほぐす。

⑥そけい部までほぐしたら、ほぐした側のヒップを上げ、ヒップの下や横にも触れてほぐす。

⑦反対側も行う。

＊分かりやすいように、写真では左右の足で説明していますが、実際に行う時は左足↓右足とほぐしていきましょう。

②ふくらはぎの外側を下から上に

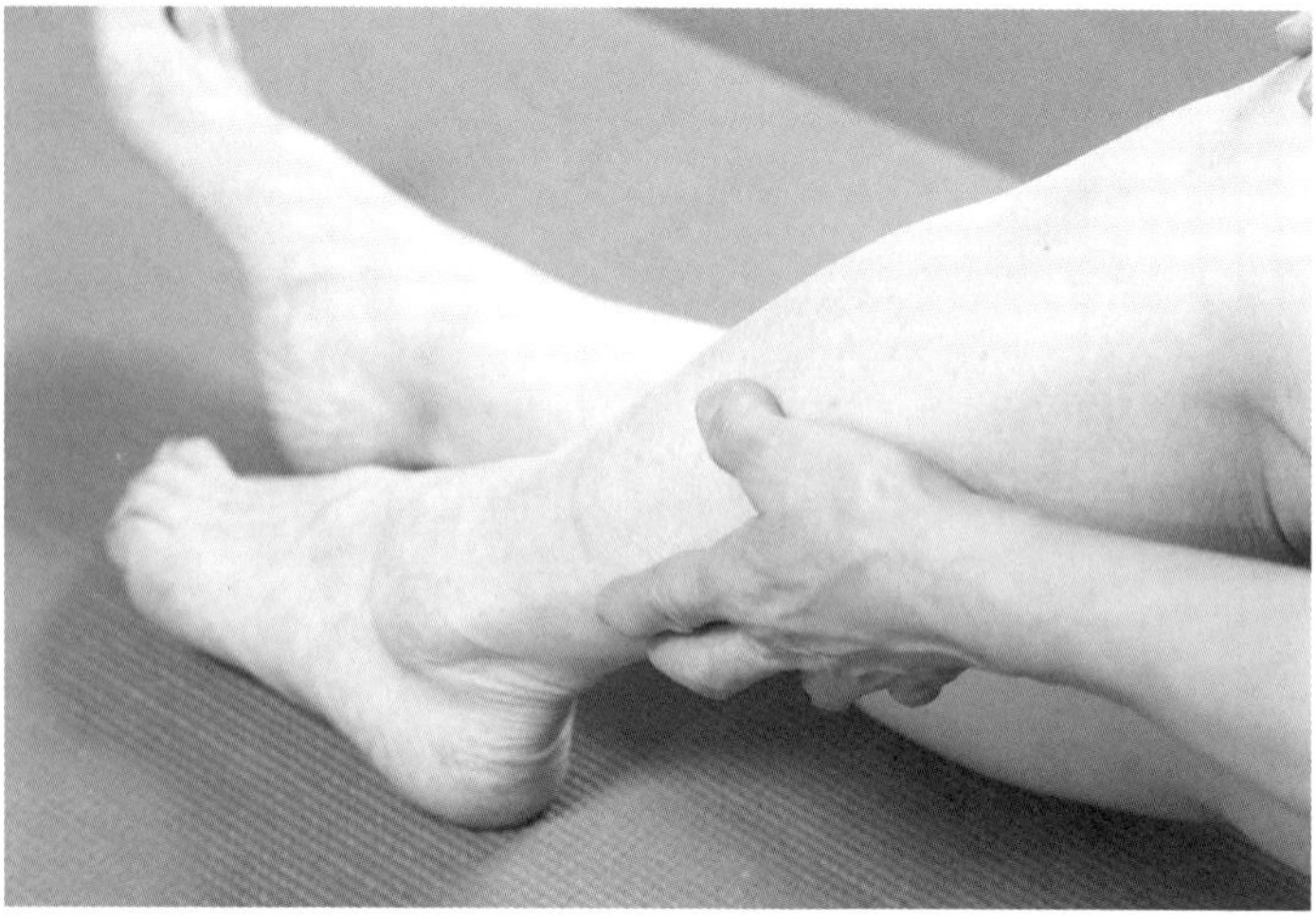

③ふくらはぎ全体を下から上に

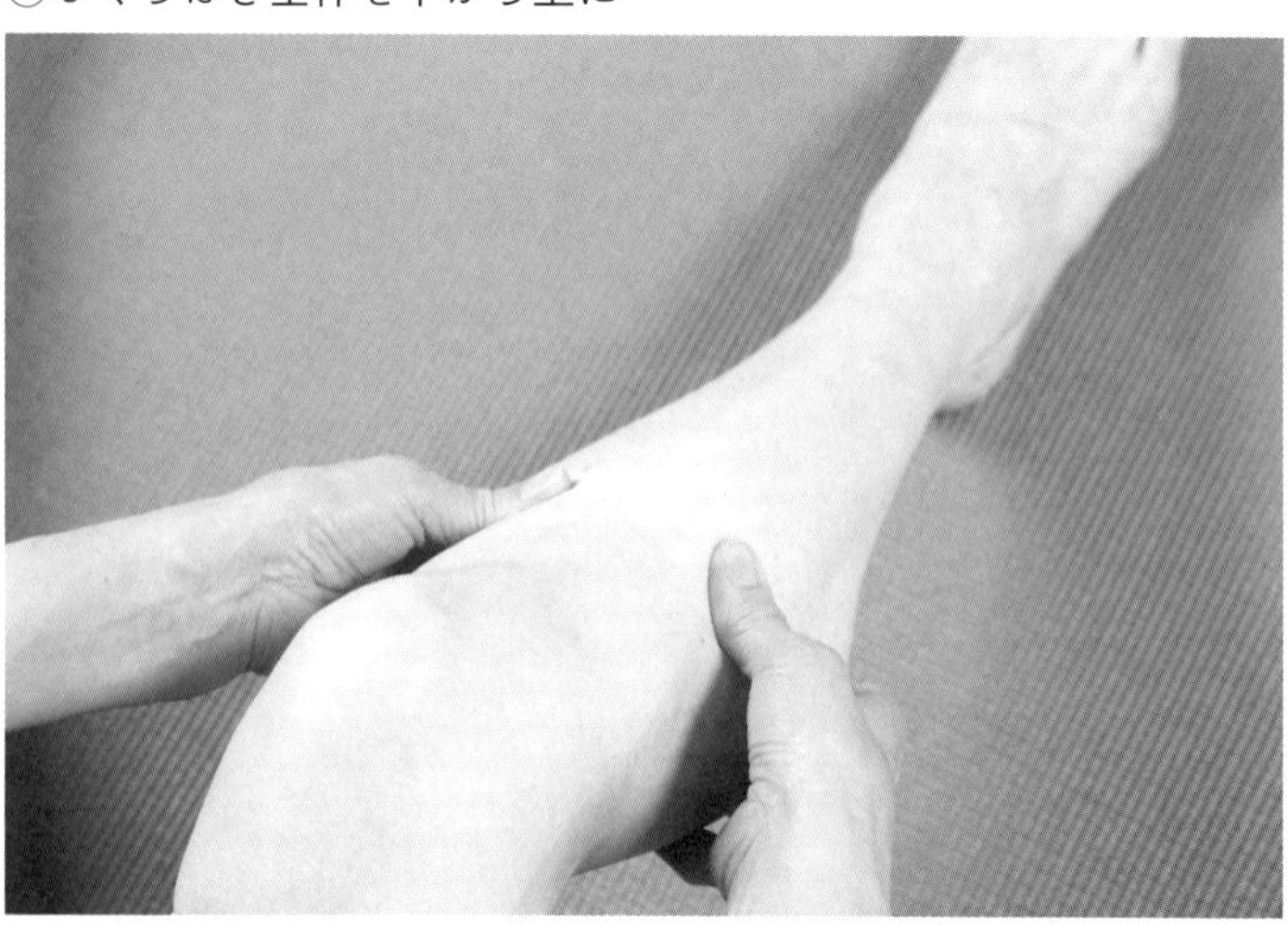

④-1　ひざの後ろを優しくほぐす

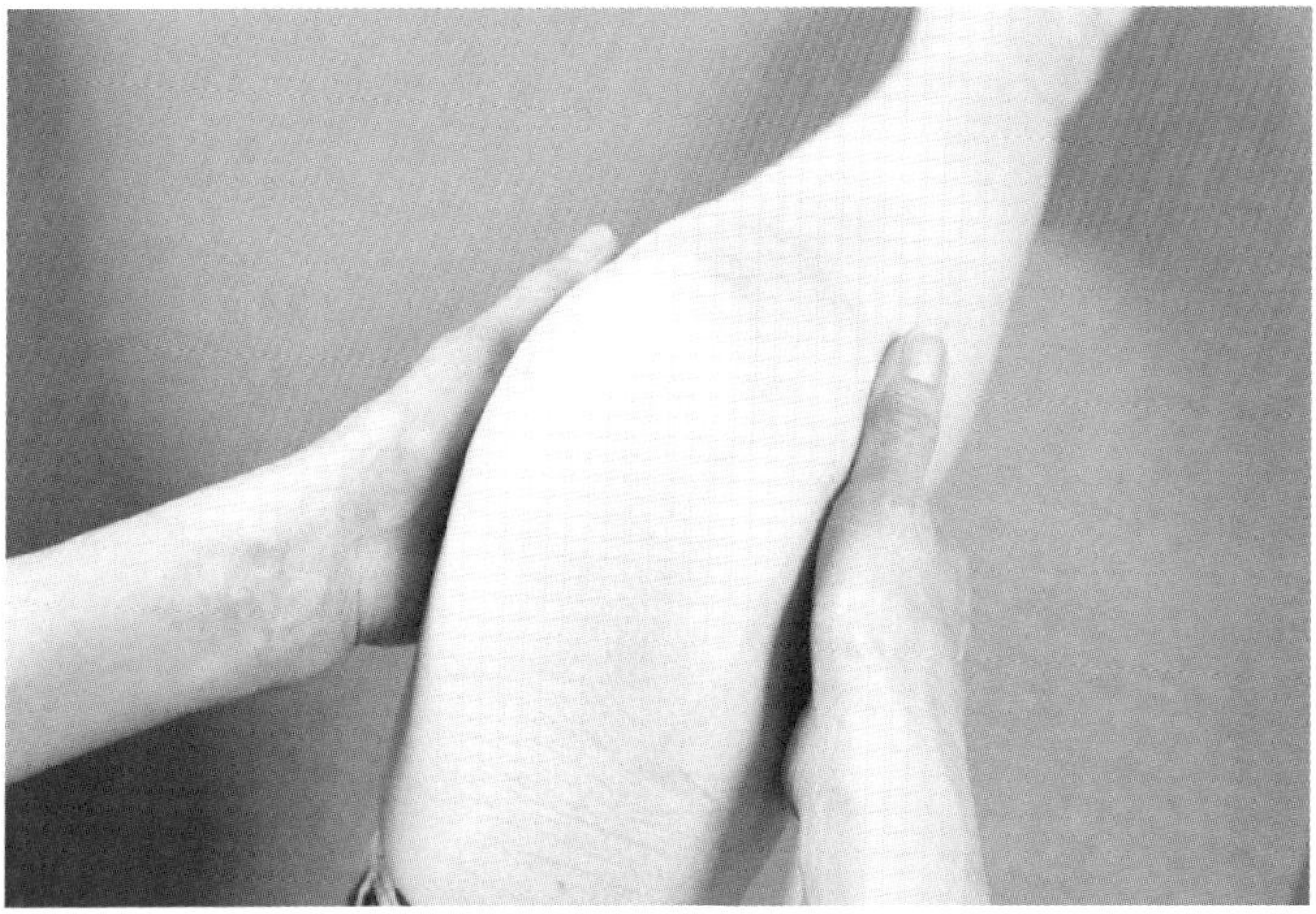

④-2　ひざ全体を温める

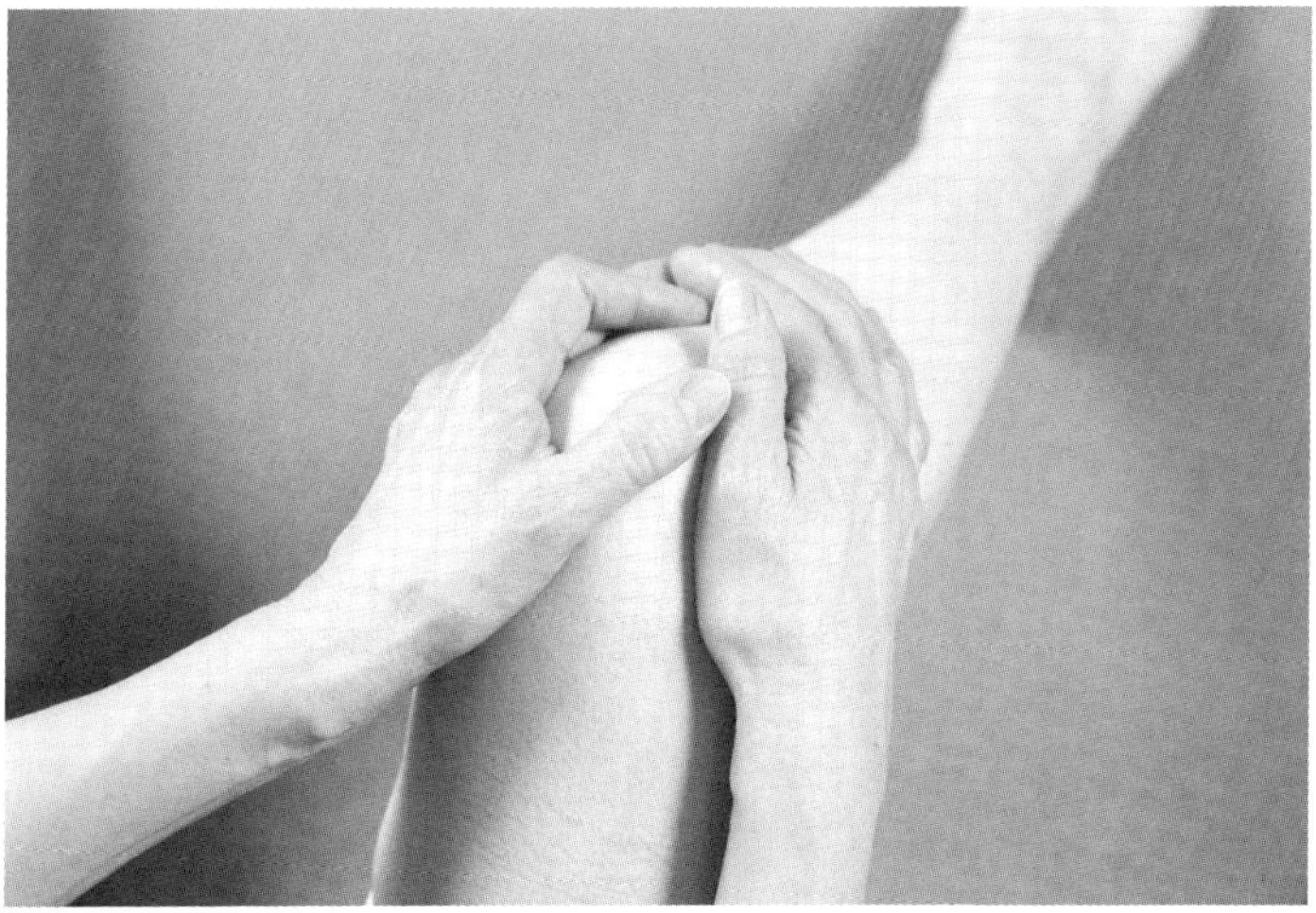

⑤太ももの後ろを押し、ひざの後ろからそけい部までほぐす

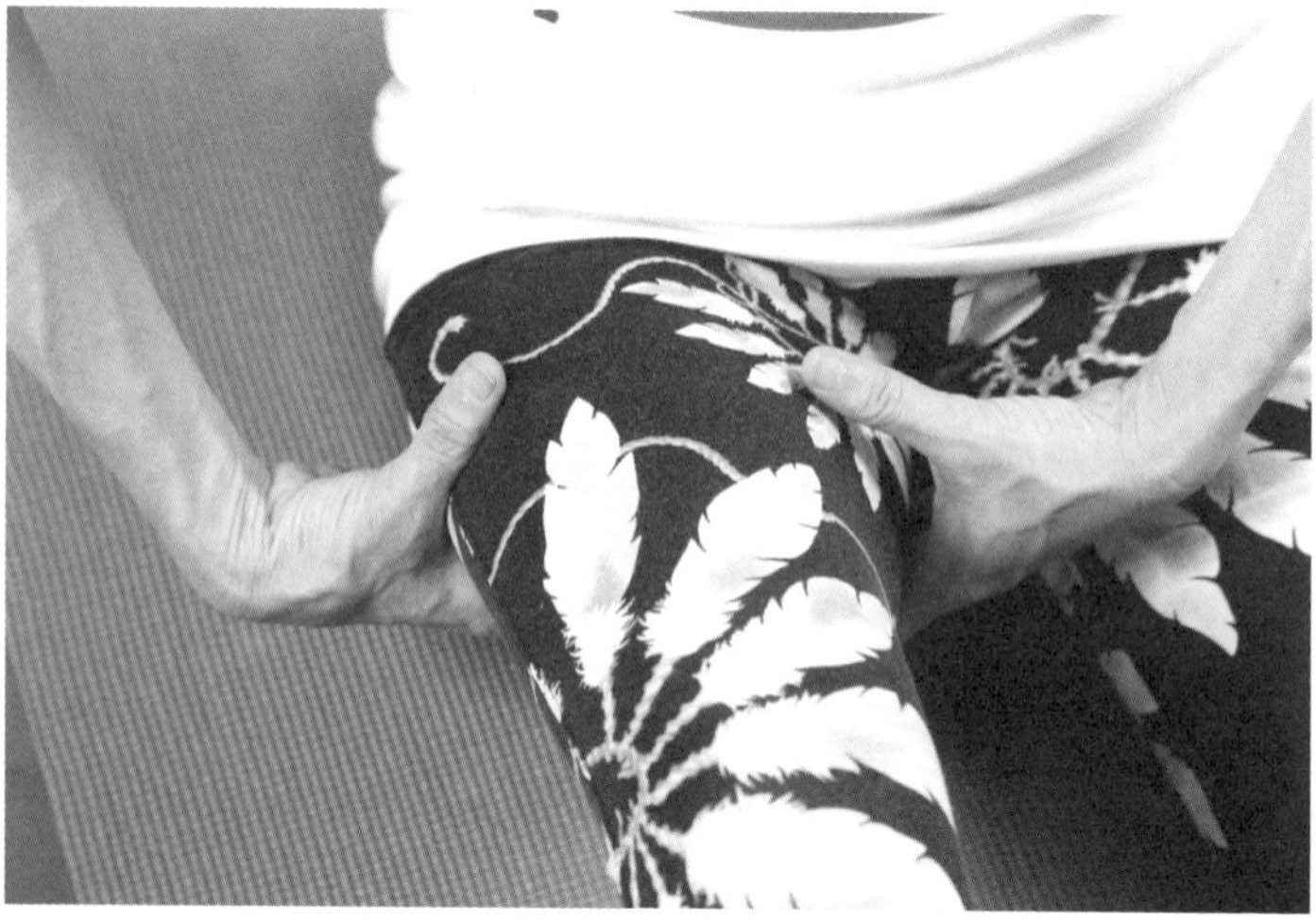

⑥ヒップの横や下をほぐす

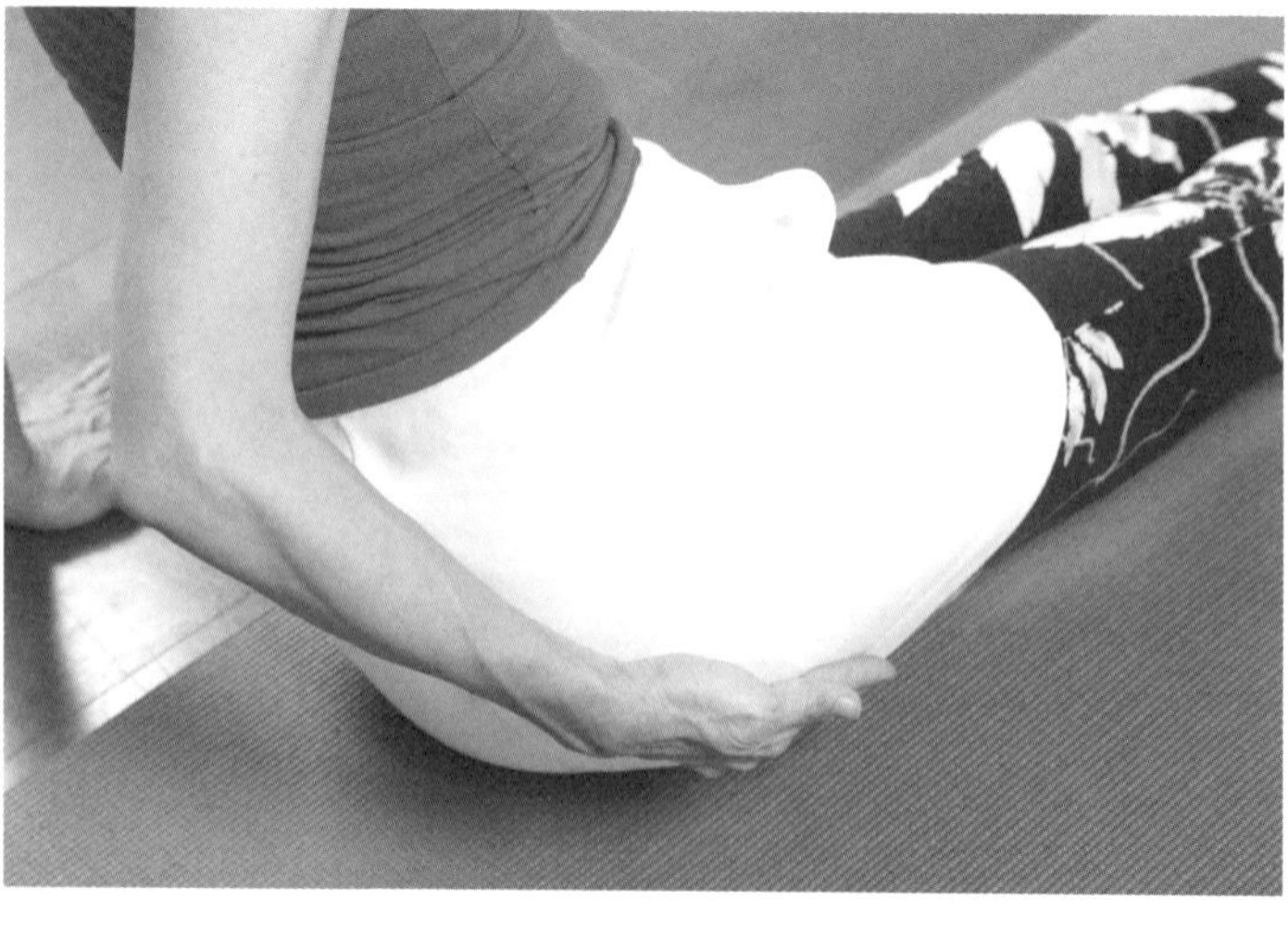

〈ポイント〉

・ふくらはぎはオイルやクリームを利用すると、滑りがよくなる

・足を緩めたあと、先ほどの骨盤ストレッチを行うと、骨盤もスムーズに動くようになり効果的。痛いところは指を優しく動かしてコリをほぐす

〈得られる効果〉

・足の裏がほぐれる

足の指を動かすことで、趾《ゆび》一本一本、足の先までほぐれます。すべての趾が大地を踏みしめられるようになると足裏全体が使えるようになり、外反母趾や内反小趾の予防にもなります。

ここにアクセス!

●このQRコードをスマートフォンで読み取ると、YouTube で「ふくらはぎと太ももほぐし」の映像が見られます。

●インターネットから検索する際は、検索窓に「ふくらはぎと太ももほぐし　杉山ゆみ　YouTube」と入れてクリックしてください。

ふくらはぎと太ももほぐし　杉山ゆみ　YouTube　　検索

・美脚効果
コリをほぐすことで、リンパの流れがよくなり美脚の効果も得られます。
・冷え、むくみの改善
血流がよくなり、冷えやむくみの改善につながります。
・疲労回復
コリがほぐれ、足の疲れが軽くなります。

＊＊＊

＊次のような場合はマッサージを避けましょう。足に痛みのある方はお医者さまに相談してください。

・高熱のある方
・飲酒後もしくは食後すぐ
・化学療法を行っている方

・妊娠3カ月まで
・皮膚の炎症のひどい方

6 体が変わってうれしいことがやってきた

若々しさとキレイを保つには、食事や運動だけでなく気持ちも大きく影響しています。イライラや短気は老化を早めます。おおらかに、ゆったりした気持ちで過ごす、そんな日々を大切にしましょう。

自分がハッピーだと自然と笑みがこぼれるようになり、不思議と次々とうれしいことが起こります。新しい出会いがあったり、いいアイデアが出たり、何かを始めてみたり……。そうなると自分に余裕が出て人に優しくできる、そうするとさらに幸せなことが起こりだし、それが循環しはじめるでしょう。

このように、自分がきれいになるというのは、自分自身だけでなく周囲のどなたにとってもうれしいことなのです。

私のレッスンでは、受講生のみなさんに若々しさとキレイを維持してもらうためのアドバイスをしています。

まず、鏡に映る自分を眺めながら体を確認します。そうすることにより自分では真っすぐに立っていたつもりが前傾していたり、胸の位置が落ちていたり、内股に歩いていたりと多くの発見があります。体は各部分が一番いい位置にあると、余分な力が抜けて軽くなってくることを実感できるので、そのコツをお教えします。

体の力が抜けてきたことが実感できるようになると、体に意識を向ける時間が多くなります。朝起きたとき、着替えのとき、座っているとき、おしゃべりしているとき、食事のとき、歩きながら、階段の上り下りなど……。一つひとつの動作に体の硬さや左右差、前日との違いなどを感じるようになり、どんなふうに見えているかを客観的に描けるようになります。

それを続けていくと、さらに多くの変化が自覚できるでしょう。背中が伸びてきた、姿勢がよくなって目の位置が以前より高くなった、視界が変わった、ウエストが細くなった、O脚が改善された、腰痛、肩のコリがなくなったなどの変化によって、美しくなるとともに体が楽になってきます。そして、体とともに気持ちの変化が起こり、心が変わってきます。心が変わるということは、受け止め方が変わってくるということです。

レッスンには20代から80代まで、多くの年代の方がいらっしゃいます。ここでは、30代から80代までの方々に喜びの声をうかがいましたのでご紹介いたします。

①自分を見つめる、好きになる、もっと楽しくなる！（30代女性）

〈私から一言〉

20代のころから受講してくださっている保健師さんです。ご自身の体の変化や気付きをお仕事にも活用され、病院で患者さんに簡単なストレッチを紹介しているとのこと。注射を打つときに軽く腕を回してもらうと血流がよくなり、血管が浮き出て注射しやすくなる発見もあったそうです。

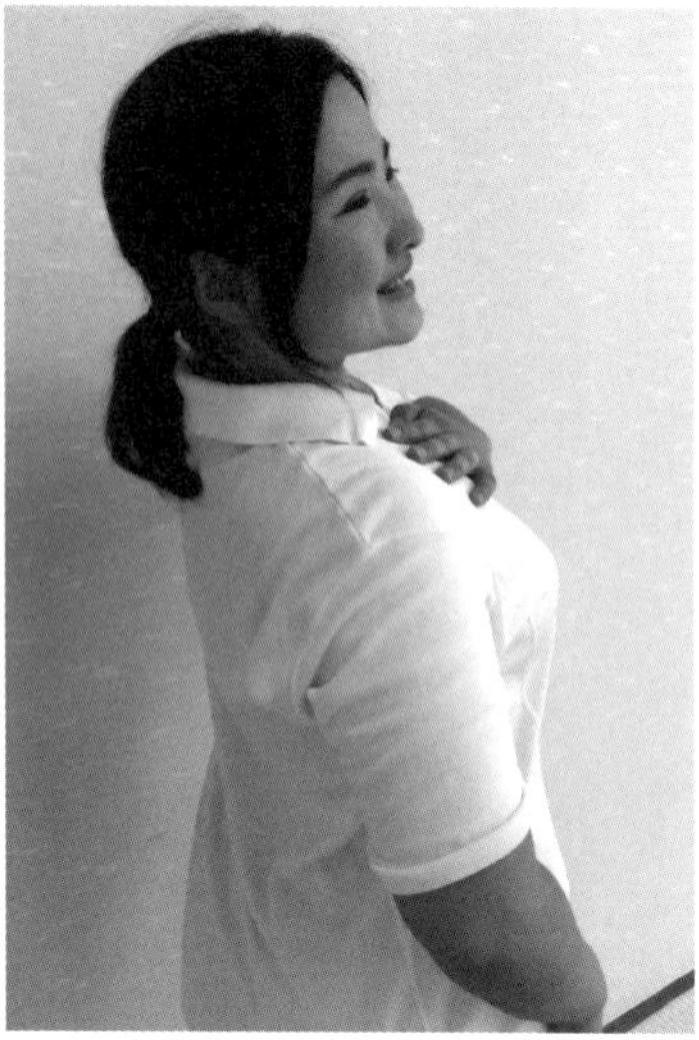
背中が伸びるようになりました

〈ご本人の声〉

体を真っすぐに保つという意識がまったくありませんでした。いまから考えると私の体型は、腕と肩と頭が落ちてゾンビのようだったと思います。

体の芯を使うレッスンでは、普段使わない内側の筋肉を使うので、二の腕やヒップの下あたりが引き締まってきました。リラクゼーションのひとときは、本当に気持ちがよくて夢心地になります。

自分を見つめるようになって、自分を大切にするようになりました。自分が愛おしくなり、体が変わり、もっと楽しくなるというよい流れができました。

②体は自分で動かすことでほぐれます（30代男性）

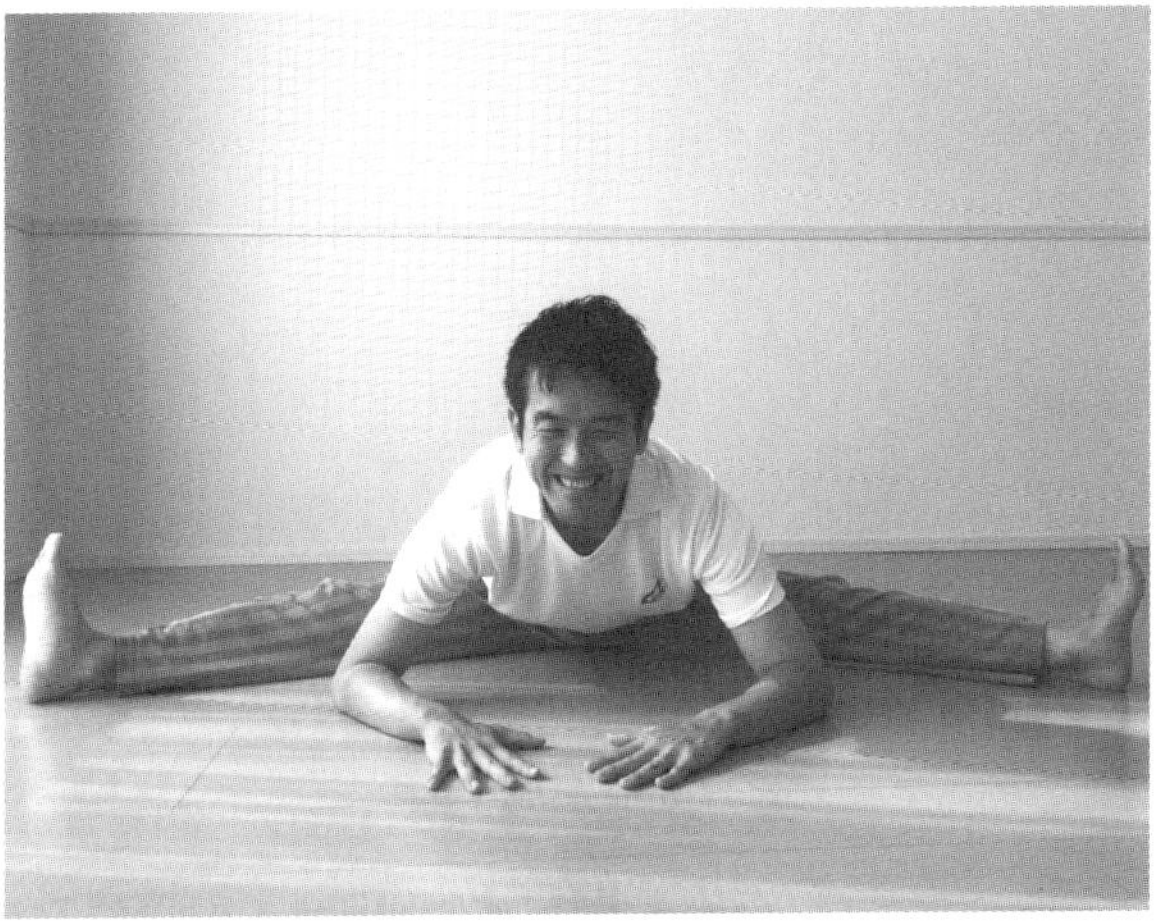
体がここまで柔らかくなりました

〈私から一言〉

月に2回、定期的にいらっしゃる男性です。普段動かさない部分をほぐすためと、仕事が多忙になると腰痛になりやすい体の予防のためにと通い続けています。回を重ねるごとに背すじが伸びてきれいになっています。

〈ご本人の声〉

レッスンを受けると、日常の生活では伸ばさない筋肉をほぐすことができます。硬くなった部分がほぐれ、仕事で凝った肩や腰によく効きます。いつまでも元気で健康な体を保つことは自分の意識次第なのだなと思います。開脚もできるようになりました。

③体がほぐれ、今年はアトピーのかゆみが楽になっています（40代女性）

〈私から一言〉

〝体を見つめ、コリに気が付き、ほぐす〟という基本を繰り返し、いまではストレッチが欠かせないものになっているそうです。女性らしいしなやかさのある体へと変化しています。肩の力が抜けて、動きも優雅になりました。

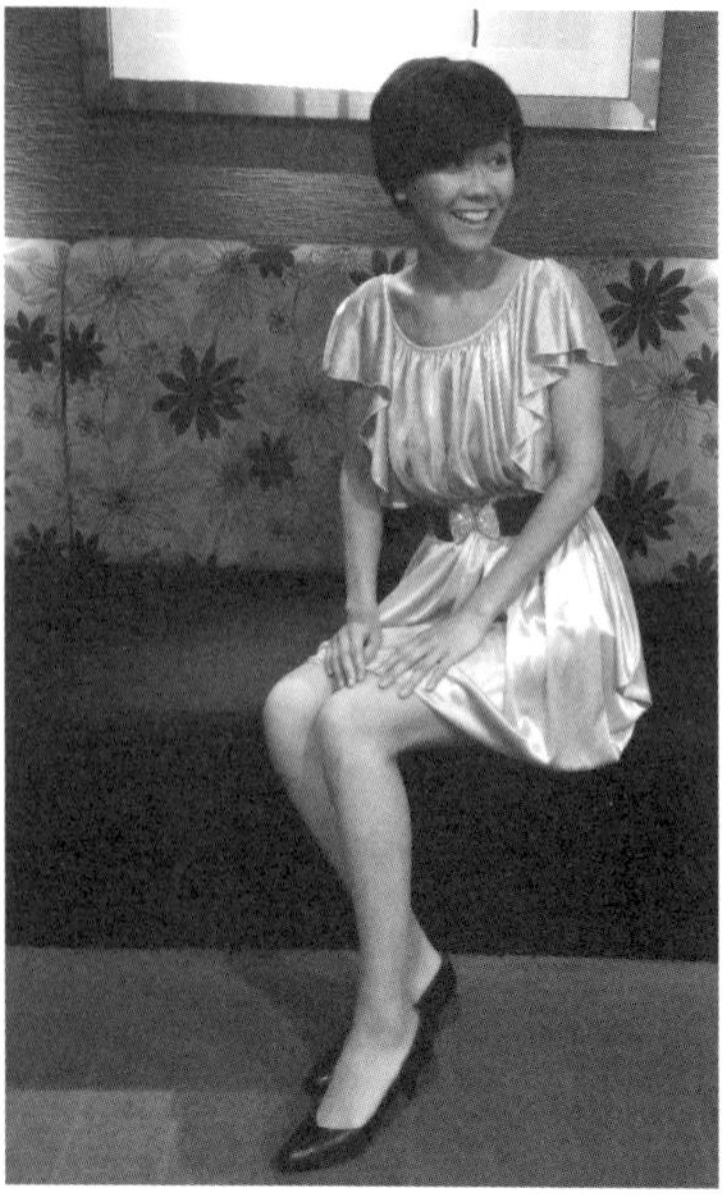
女性らしいしなやかな体になりました

〈ご本人の声〉

首や肩の周り、骨盤周りなど

気が付かない部分にもコリがたくさんありました。緩めるごとに細胞まで変化してきているような気がします。

毎年、春先になると気になっていたアトピーが今年は出ていません。体が楽になり、生きやすくなりました。

④自分で体を調整できる感じがして、気持ちが元気になります（50代女性）

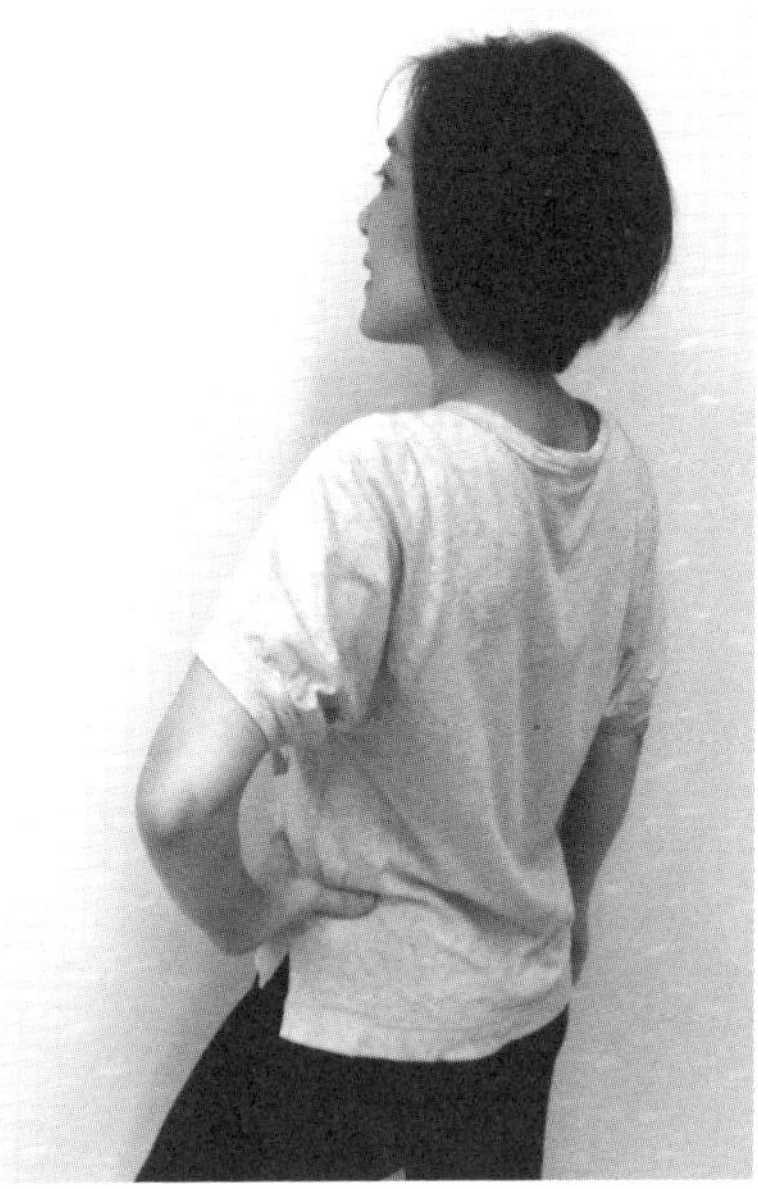

ウエストが細くなりました

〈私から一言〉

覚えたストレッチを家でも続けているそうです。体の感覚がよみがえったようで、動きの反応がよくなりました。

骨盤周りの筋肉がほぐれ出し、ウエストが細くなったとのことです。

〈ご本人の声〉

体調を崩し整体に通っていました。教室にはじめて参加して驚いたのは、整体の施術の後と同じような体の軽さを感じられたことです。人任せではなく、自分で体を調整できる感じがしてきて、気持ちが元気になります。

先生の「できるようになりますよ」の優しい励ましの声がけのおかげで、気後れせずに楽しい時間を過ごせています。今後は、きれいな姿勢や歩き方についても覚えていきたいです。

⑤背すじを伸ばして歩き5kg減、肝機能と中性脂肪の数値が改善しました（50代男性）

〈私から一言〉

20代の頃に椎間板ヘルニアで手術をされ、腰痛のない日がなかったというほど腰の痛みとともに日々を過ごしていたそうです。ストレッチと朝の散歩が習慣になると自分なりの方法でストレッチを工夫するようになり、腰が楽になる動きをつかんでいきました。いまではあれだけひどかった腰痛の苦しさから解放され、快適な毎日を過ごしていらっしゃいます。

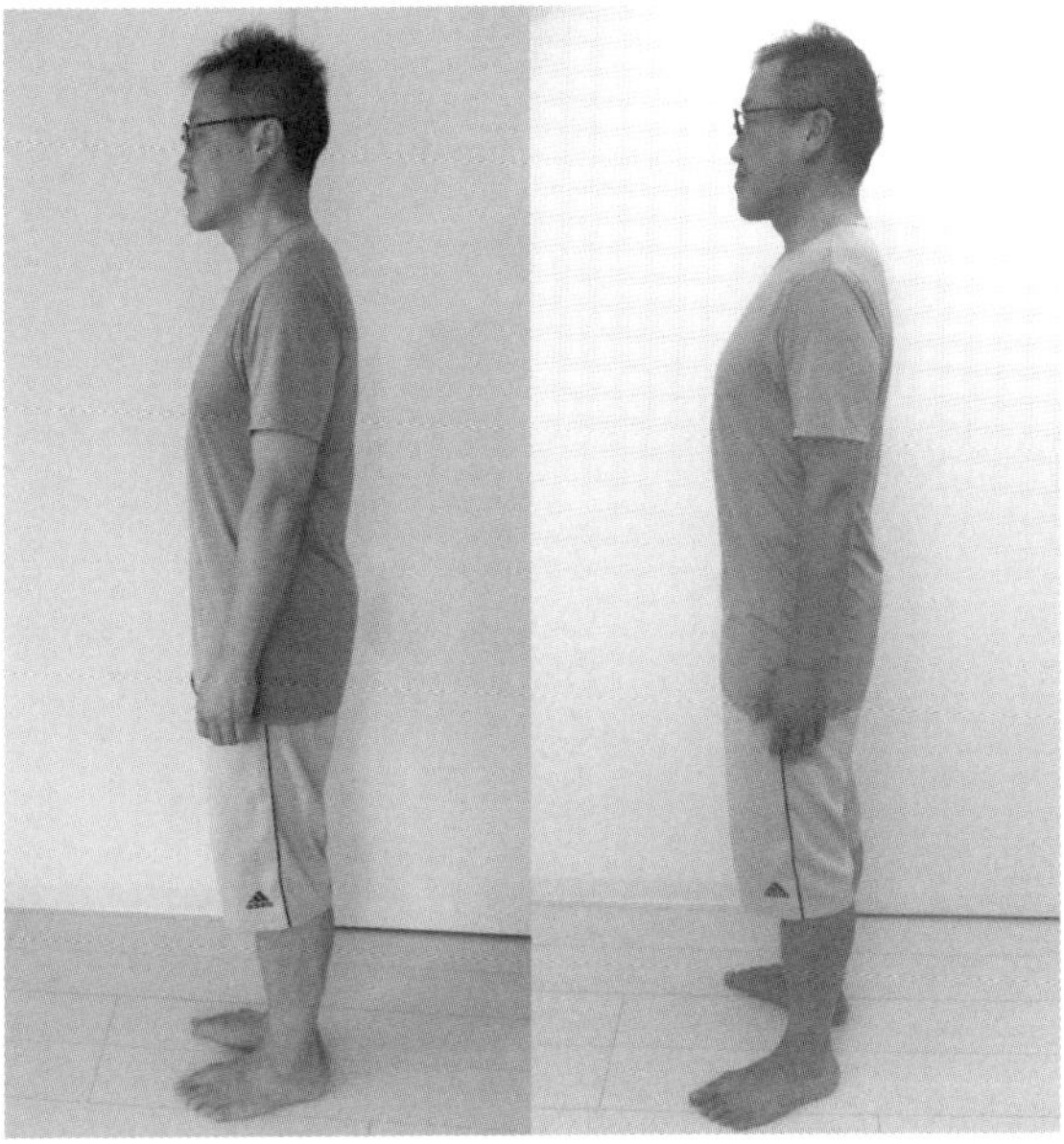

右が変化後。姿勢が良くなりました

〈ご本人の声〉

健診で数値が高いのを指摘され、先生の栄養指導を受けました。栄養の話だけではなく、その場で座ったままのストレッチやおなかをへこますことを一緒に行いました。背中を伸ばして歩くだけで、いままで使っていなかった筋肉が使われます。

毎朝、早起きをして1時間ほど散歩を続けて8カ月、気が付くと5kgも減っていました。健診の数値が、中性脂肪425↓130mg／dℓ、γ－GTP62↓42IU／ℓに下がっていて本当にうれしかったです。

気持ちも前向きになり、散歩のときに撮った風景写真を使って、先日は写真展を開催しました。夜遅くまで飲むことも少なくなり、健康的な生活を楽しんでいます。

⑥足が痛くて長時間歩けなかった体が改善されて、軽くなった！　柔らかくなった！（60代女性）

〈私から一言〉

数カ月で驚くほどスッキリしました。減量にこだわっていたわけではなかったので、食事のコントロールや特別な運動はしていなかったそうですが、体重が4kg減少しました。日々のセルフマッサージの効果で、首がスッキリして鎖骨が見えるようになり、きれいな歩き方で腹筋が使えるようになり、背中の中央に筋が通ってきました。

〈ご本人の声〉

以前は足が痛くなるので長時間歩くことがつらかったり、肩コリで腕が上がらないなど、体の悩みがたくさんありました。レッスンに通うようになり体幹を鍛えることを教えていただき、スムーズに歩けるようになったことが目から鱗でした。筋肉がほぐれ血流がよくなり、姿勢が改善されて歩くのがつらくなくなりました。体を動かすようになったので、自然に痩せていったのではないかと思っています。

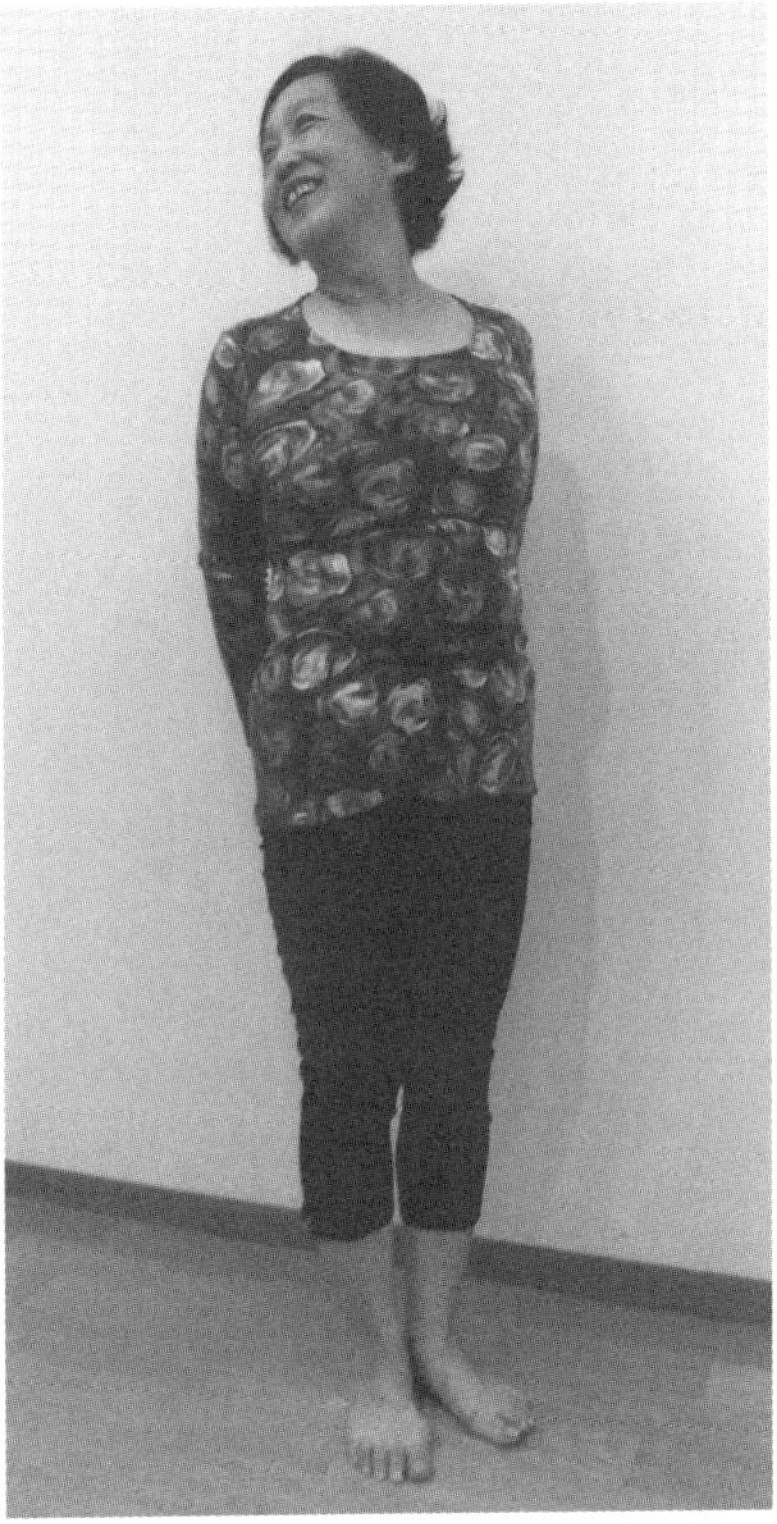

スッキリした首回りになりました

⑦骨盤がしなやかになってウエストが8㎝縮まり楽しみがいっぱい（60代女性）

〈私から一言〉

最初は肩のコリが強く、背中も張っていましたが、運動をされていたというだけあって感覚をつかむのが早く、緊張している体に気が付くとどうすればほぐれるかを自分なりに見つけられていました。レッスンを重ねるうち次第に体から緊張が抜け、体型が変わっていくのを見るのが私も楽しみでした。今日も笑顔でレッスンを継続されています。

〈ご本人の声〉

昔から肩コリがひどく、定期的に整体に通っていました。ビーチバレーを続けていたので体力、腹筋はありましたが、最初は腕に力を入れないで動かす、力を抜くという意味がよく分かりませんでした。

レッスンを続けていくうちに肩や背中、股関節などの奥の筋肉が動くのが感じられるようになってきました。肩や肩甲骨の周りが動いてくると、これまでは体に力を入れていたことがよく分かりました。

いまでは整体に行くことなく、自分でほぐすことができます。体型が変わり先日ウエストを測ってもらったら、８㎝も細くなっていて驚きました。うれしいです。

気持ちも前向きになり、毎日を楽しんでいます。

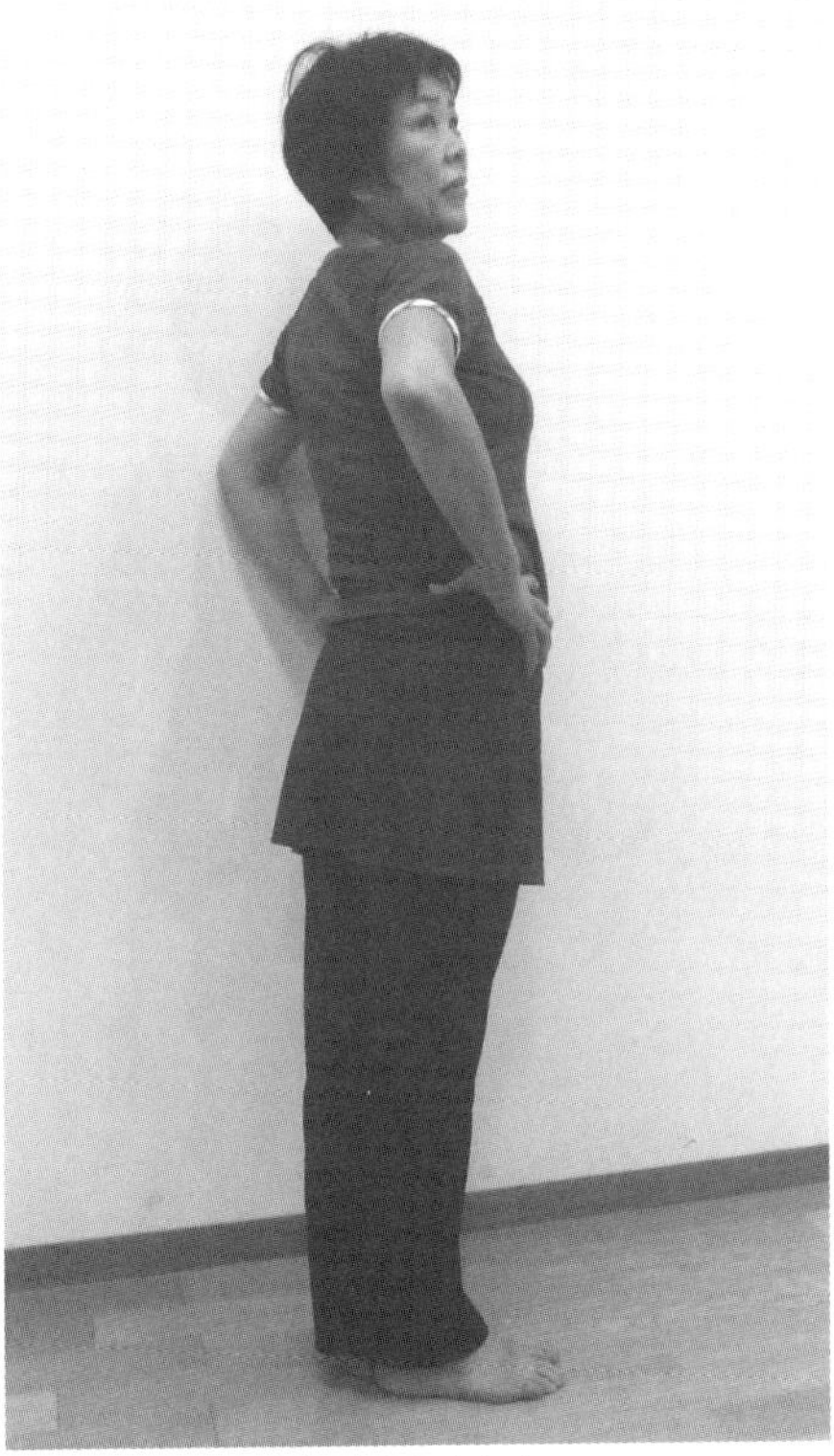

ウエストが 8cm も細くなりました

⑧肩コリがなくなり体が軽くていつもニコニコ、夫婦関係が良好になりました（70代女性）

〈私から一言〉

初めは腕が上がらないほど肩の周りが硬くなっていました。仰向けになると背中が痛くて眠れないほどだったそうです。週に一度のレッスンを続けられて、徐々に体が変わってきました。いまでは、腕が伸びなかったことを忘れてしまうほど、柔らかな美しい動きを見せてくれています。

〈ご本人の声〉

レッスンを受けはじめたころは、体が硬くて腕が上まで伸びませんでした。そのころは夫の手術後の世話などで心身ともに疲労困憊で、夫の言葉や態度に落ち込み、そうなる自分自身にイライラしてつらい状態でした。

レッスンに行くとリズムに乗って体を動かすことが楽しく、頭が切り替わることにホッとしました。続けていくうちに、頭だけでなく体も大きく変わってきました。おなかがへこみ、ズボンのウエストがブカブカになり、丸かった背中が伸びてきました。そして、腕もスッキリ天に伸ばせるようになったのです。

いまでは体が軽くて、ニコニコで毎日を過ごすことができています。自分が変わったからか、夫の言葉や態度が前のように気にならなくなりました。何を言われても聞き流せるようになり、夫に対する気持ちに変化が出てきたのが不思議です。夫も心なしか優しくなったような気さえしています。

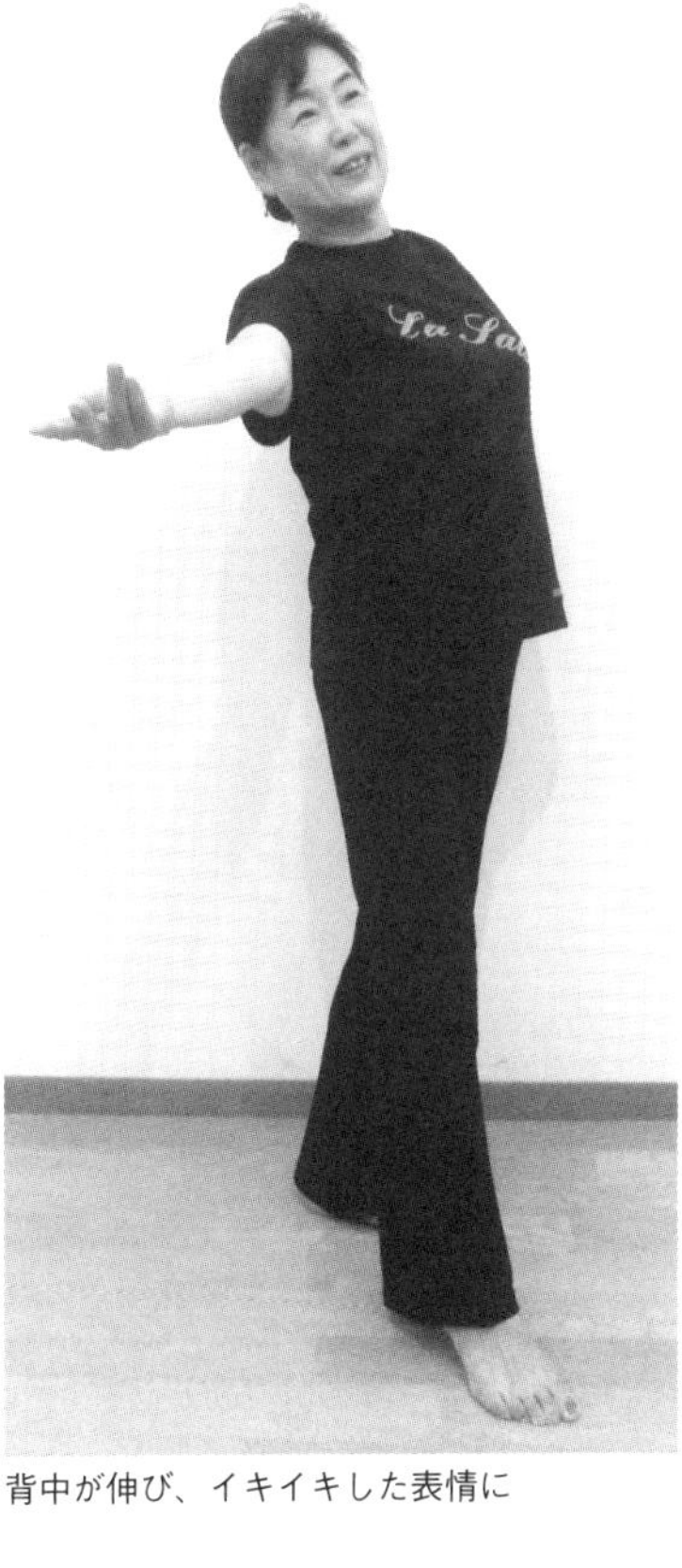
背中が伸び、イキイキした表情に

⑨ 片足でも立てる練習で、きれいな姿勢を保てるようになりました（80代女性）

〈私から一言〉

この女性は50代ではじめてレッスンに参加され、それから30年通ってくださっています。途中、体調を崩されてお休みが続いたこともありましたが、年齢を重ねるごとに健康になられているのが感じられます。生涯の健康維持のためにと毎週1時間半をかけてレッスンに来られています。

〈ご本人の声〉

体が元気に動くおかげで、家に閉じこもることなく健康を維持できています。レッスンで行うウォーキングは片足でも立てる練習を繰り返すので、体が真っすぐになり、背中が伸びてきれいな姿勢を保っていられます。電車の中で座っているとき、ひざとひざを意識しなくてもピッタリくっつけていられるようになりました。

⑩ ひざの痛みをほぐし、ストレッチをして楽になりました！（80代女性）

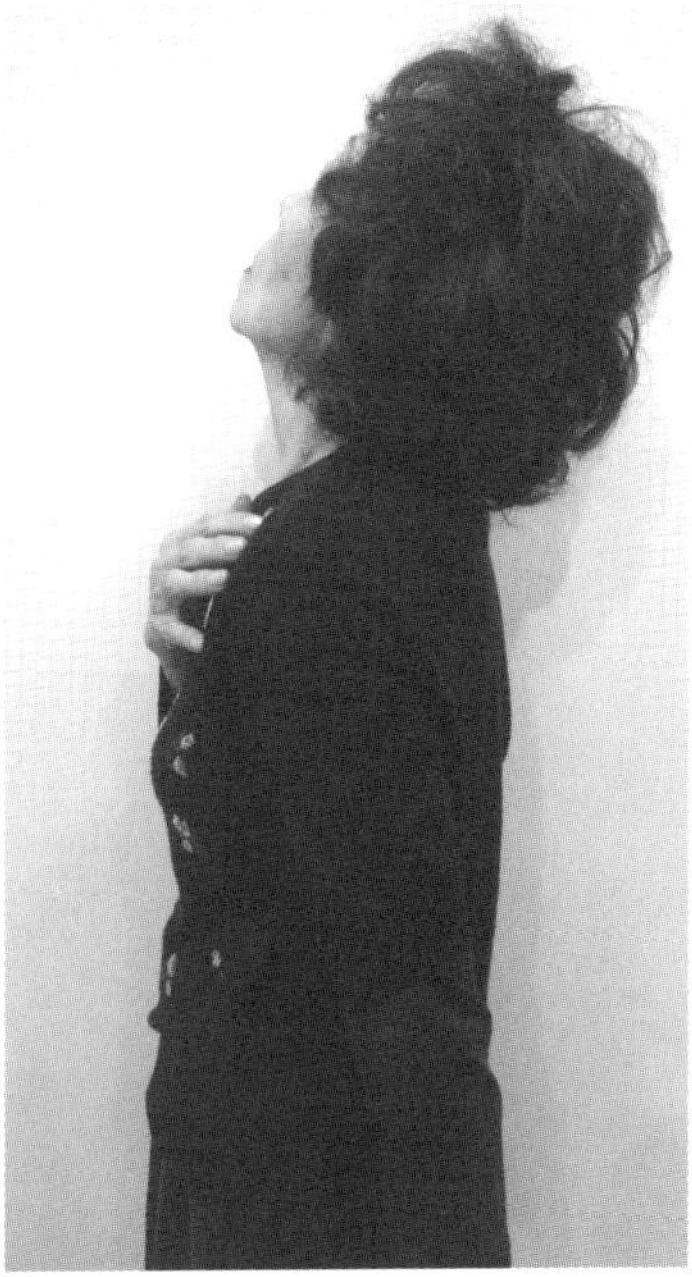
姿勢を真っすぐに保つことができます

〈私から一言〉

レッスン生の中の最高齢、86歳の方です。60代、70代の方々から「私たちの目標です！」と言われています。ご自身で決めたストレッチを日課にして継続し、しなやかな体を維持されています。

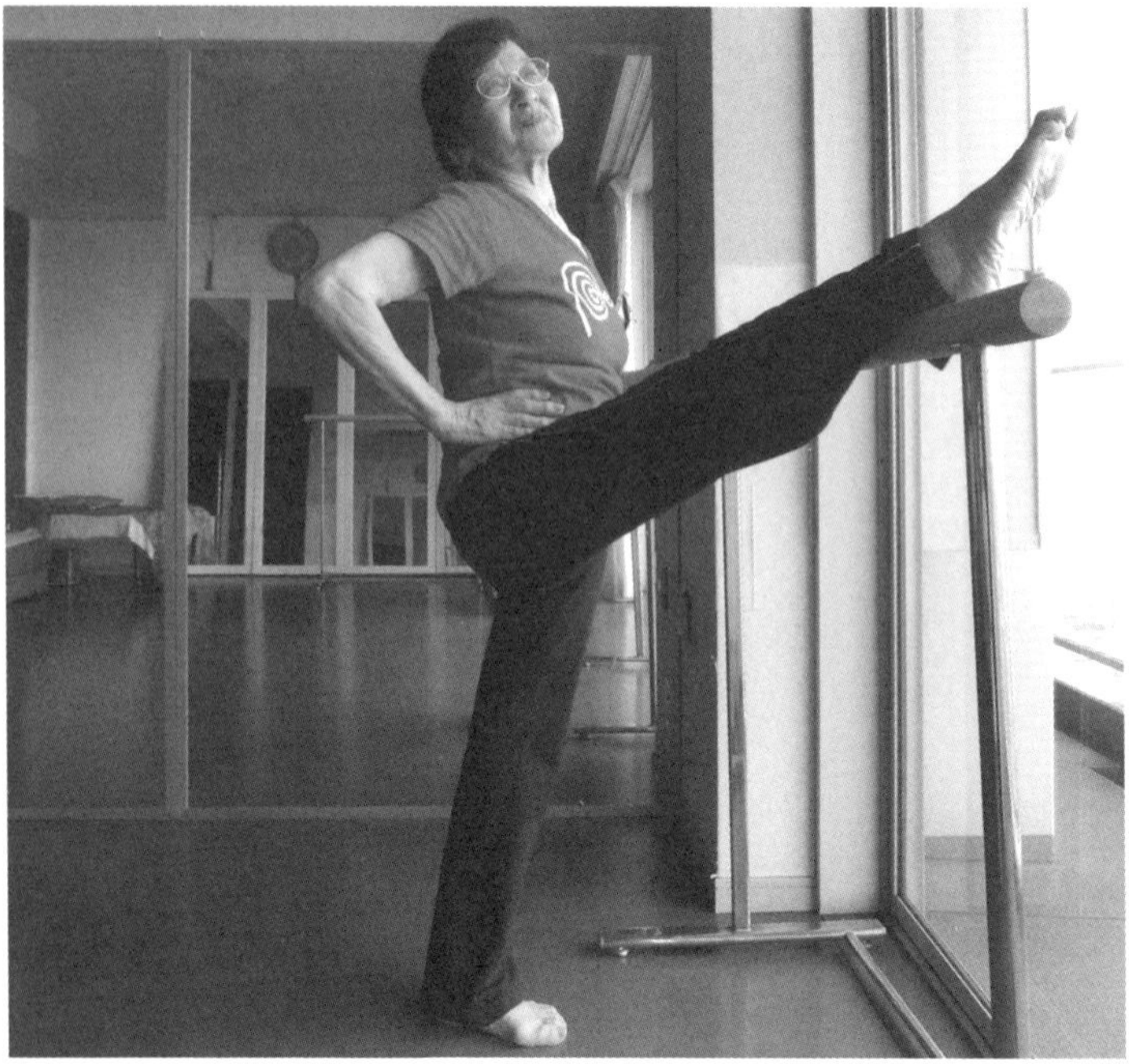

背中が伸びて足も上がります

〈ご本人の声〉

以前、ひざが痛くなったとき、ひざをほぐすことと足のストレッチを毎日繰り返して改善しました。

レッスンを受けるようになって、自分の体を自分でほぐして楽にできることを覚えました。毎朝ストレッチをすることから一日が始まります。丸い背中が伸びて姿勢がよくなりました。体も気持ちも快適です。

いかがでしょう。多くの方が笑顔になって輝きはじめるのを見ると本当にうれしくなります。

みなさんも鏡を見ながら自分の変化を確認し、素直に「私、いままで頑張っていたね、ありがとう」「楽になったよ」「きれいになったなあ」とご自身に言ってあげましょう。

あなたが、あなたの一番のファンになってくださいね。

第3章

過食と間違ったダイエットは老化を進める

1 選択して食べる

さて、健康な体づくりに欠かせない、もう一つの大切な要素は「食」です。私たちの体は口から入った食べ物でつくられています。日本固有の和食は、低脂肪で適正なタンパク質が取れ、野菜が豊富で見た目も美しく、みそやしょうゆ、納豆などの発酵食品を取り入れた素晴らしい食事だといわれています。このような食事で育った私たちは幸せです。

ところが、現在の食事内容はいかがでしょう。高脂肪食、インスタント食品、添加物が入った食品、薬漬けの素材……。多忙な現代人に合わせて食生活も変わり、求める食事も変わってしまいました。そして、何をどう食べればいいのかという基本の食べ方すらも忘れてしまった方が多いのです。

口に入れる食べ物は、一人ひとりが自分で選択できます。いまより少し、そしてまた少しと、できることから体にいい食事を考えていきませんか。

あれはダメ、これもダメというのは、あまり健康的ではありません。「食」は記憶とつながり、心と深く関わっていますので、小さなワクを決めてダメダメと否定的になってはいい変化が見られません。

それよりも、**食を楽しみながら傾いたバランスに気付いて、よりよい解決法を知ることのほうが効果的です。胃腸や肝臓を疲れさせるほどの過食や、食事量を減らしすぎるような不健康な食べ方を避けるだけでも違います。**

2 食べているもののカロリーを把握する

カロリーの取りすぎで太るというのは当たり前のことですが、意外と自分の食べているカロリーを把握していません。痩せないのは太りやすい体質、遺伝、ストレスがたまっているから、などと言い訳していませんか。「そんなに食べているつもりはないのに」と思いながらも、知らず知らず取りすぎて、だんだんと太っていくのです。

あなたが口にしているものをきちんと知りましょう。外食の際には、あらかじめカロリーを知って上手に選びましょう（カロリーとは熱量、エネルギーの「単位」です）。

体重を落としたい方にお勧めなのは、食べたものを把握できるようにノートもしくは写真で記録することです。ポイントとしては、
①体重は寝る前と、起きたときの1日2回を記録
②食べたもの、食べた時間を記入
の2点です。

■外食メニューの主なカロリー

（一般的な目安。高カロリー順）

ミックスフライ定食	1300 kcal
かつ丼	1200 kcal
トンカツ定食	1000 kcal
焼肉定食	990 kcal
チャーハン＆餃子セット	970 kcal
ハンバーグ定食	950 kcal
ビビンバ	880 kcal
肉野菜炒め定食	850 kcal
カレーライス	780 kcal
カレーうどん	770 kcal
チーズバーガー＆フライドポテト	760 kcal
牛丼	760 kcal
五目ラーメン	700 kcal
ミートソーススパゲティ	690 kcal
親子丼	670 kcal
刺身定食	600 kcal
きつねうどん	570 kcal
しょうゆラーメン	540 kcal
かき揚げそば	500 kcal
鉄火丼	480 kcal
山菜そば	450 kcal
ざるそば	400 kcal

何をどのくらい食べているかを確認していくと、体重の増減が食べたものに連動しているのがよく分かります。たとえば、遅い夕食や飲み会が続くと、夜測定した体重が朝になっても減っていません。一般的に、朝目覚めて活動して食事をし、一日を終えて就寝するパターンでは、一日のうち夜の体重がもっとも多くなりますが、寝ている間に消費されて朝になると戻っています。

体重をキープしている場合は、このパターンで体重は大きく増減をせずに保たれています。**食べすぎて夜に大きく増えてしまった体重が朝になっても戻らないのは、体が消費できないほどの量が入ってしまったということです。これを続けると体重は増加していきます。**

気が付かないほどの小さな増加でも、1年で1kgずつ増えたら10年で10kg増加します。社会人になって30歳前後になると10kg増えていたというのは、とても多いパターンです。内臓は負担がかかり疲れているはずです。40代に入ったころから健診で基準値を超える項目が一つ二つと増えてきます。放置しておくと血管の中は危険な状態になります。

朝、目覚めたとき、胃が重かったり、おなかが張っていたり、体調が優れないときは朝食を無理に食べることはせず、胃腸を休めましょう。

以下で、太るタイプの代表的なものを4つ挙げました。あなたに似たタイプのところを中心に、参考にしてみてください。実行に移すのは、あなた次第です。

では、それぞれについて見ていきましょう。

3 「4つのパターン」①こってり大好き「濃い味タイプ」

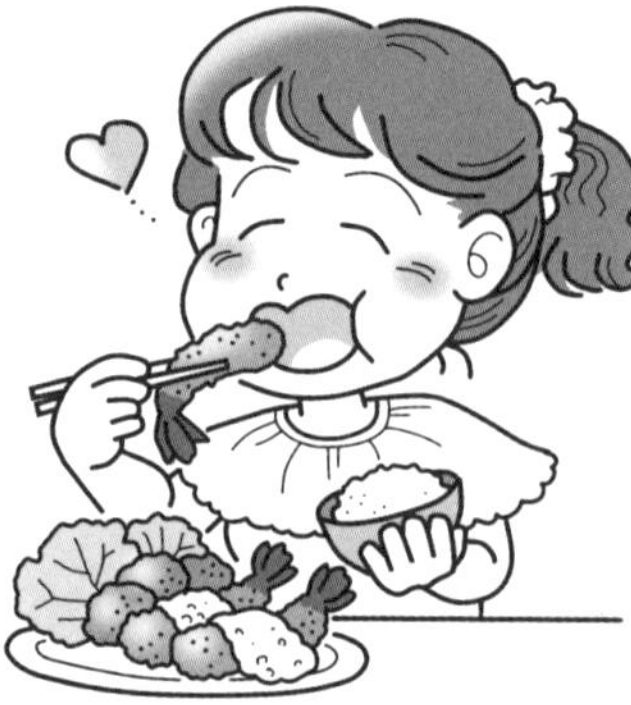

朝から揚げ物やカレーでも大丈夫。さっぱりした食事は物足りないのがこのタイプです。天ぷらそば、マヨネーズたっぷりの焼きそば、クリームソース系のパスタなど脂っこいものが大好きです。

味の濃いもの、こってりしたものを好む傾向にあるので、消化に時間がかかり、胃腸は常に働き続けています。胃腸の働きが活発なので食欲があり、つい食べすぎてしまうのです。

濃い味のものを食べすぎるということは、「塩分」「糖分」「脂質」を取りすぎてしまうということです。それぞれについて説明すると、

・**塩分の取りすぎ**：組織に水分を引き寄せ、むくみやすくなります。体がむくむとリンパの流れが悪くなり、老廃物の排出が鈍くなります。

・**糖分の取りすぎ**：通常なら糖が分解されてブドウ糖となり活動エネルギーに変わるのですが、エネルギーがあり余っていて使われないと中性脂肪として蓄えられてしまいます。

・**脂質の取りすぎ**：高カロリーですし、動物性の脂肪はコレステロールを増加させます。

人の体は、せっかく摂取したエネルギーを余ったからといって排出はしません。本人の意志とは関係なく、脂肪に変換して体に蓄積してしまいます。特に、おなか周りには脂肪がつきやすいので、ポッコリおなかには余ったエネルギーが脂肪として蓄積されているわけです。

■カロリーの比較

（一般的な目安。高カロリー順）

丼もの	かつ丼	1200 kcal
	天丼	900 kcal
	牛丼	760 kcal
	親子丼	670 kcal
ラーメン	チャーシューメン	750 kcal
	とんこつラーメン	700 kcal
	塩ラーメン	660 kcal
	しょうゆラーメン	540 kcal
中華	酢豚	450 kcal
	チンジャオロース	350 kcal
	麻婆豆腐	290 kcal
	エビのチリソース	200 kcal
サラダ	ポテトサラダ	160 kcal
	ツナサラダ	60 kcal
	グリーンサラダ	30 kcal
	ホウレンソウのお浸し	20 kcal
調理法別	チキンカツ（フライ）	420 kcal
	鶏の唐揚げ（唐揚げ）	320 kcal
	鶏照り焼き皮なし（焼き）	210 kcal
	蒸し鶏（蒸し）	190 kcal
ドレッシング＊	マヨネーズ	130 kcal
	シーザードレッシング	100 kcal
	和風しょうゆドレッシング	60 kcal
	ノンオイルドレッシング	20 kcal

＊１回の目安量約 20g

〈対策〉

カロリーの違いを知り、いつも「こってり系」ばかりでない選び方をすることも必要です。

たとえば、かつ丼より親子丼、肉がたっぷり乗ったラーメンより普通のラーメン、肉より海鮮物、マヨネーズを使ったサラダよりお浸し、パン粉が付いたフライより油を使わない蒸した料理……など、カロリーの違いをあらかじめ確認し、気をつけて選ぶようにしましょう。

4 「4つのパターン」②ダラダラ食べの「ながらタイプ」

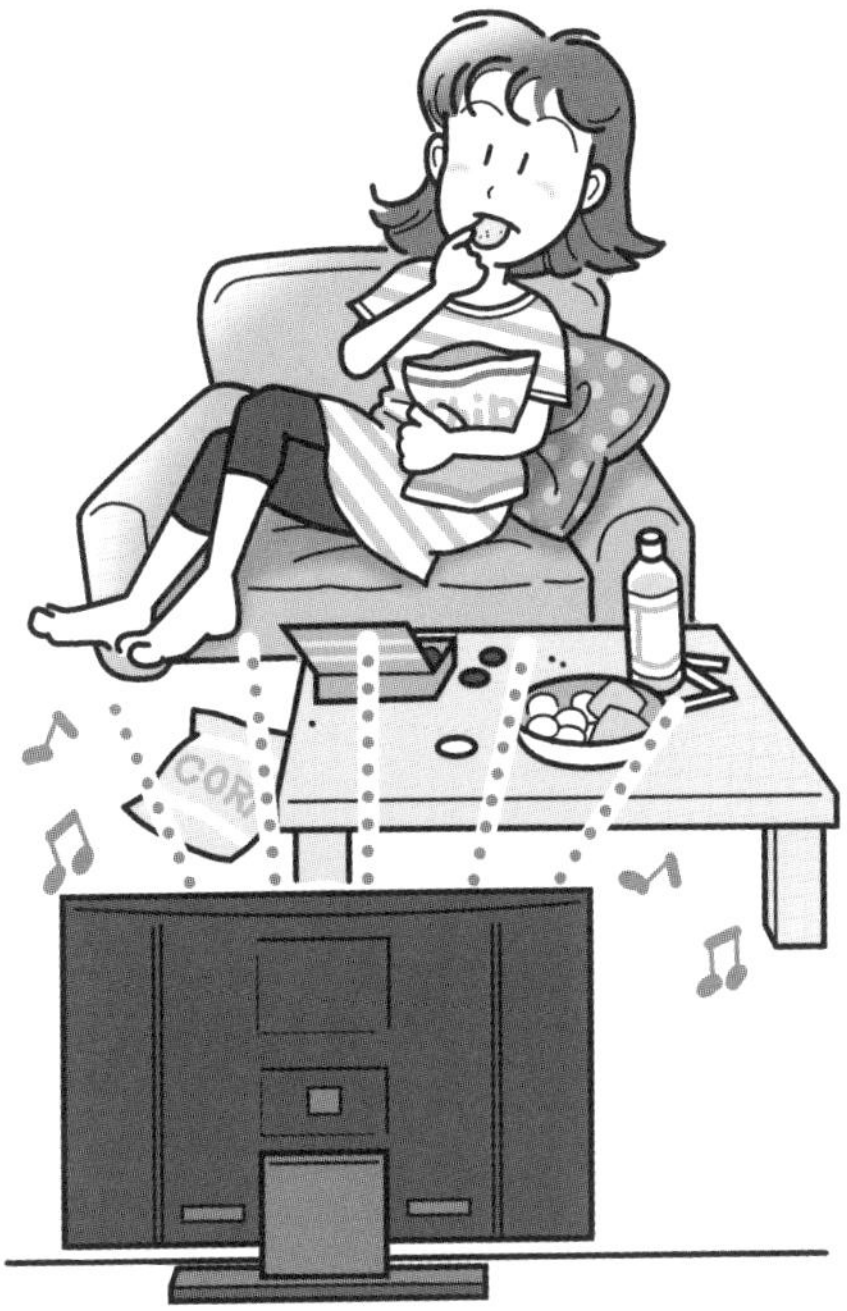

食べることに集中しないで、何かをしながらダラダラと食べるのがこのタイプです。食べている意識が薄くなります。テレビを見ながら、パソコンをしながらお菓子を食べていると、いつの間にかたくさんあったはずのお菓子が消えていたなどという経験はありませ

んか。**何かをしながらの飲食は、口に入れることに対して注意が向けられなくなるのです。**

「ながらタイプ」が太りやすくなる理由は、次の3つです。

①食事に集中しないので満腹感を得にくい
②かむ回数が減り、量を多く摂取してしまい食事の満足度が薄い
③食事のペースが上がり、大脳への満腹サインが遅れ、食べすぎてしまう

〈対策〉

いつでも食べられるダラダラ食いは、**胃腸が常に働いている状態になって内臓に負担がかかります。食べない時間をしっかりつくってください。**胃腸を休めておなかに何もない時間、おなかが空いたと感じるときを大切にしましょう。

次で、ついつい、ながら食べをしてしまうお菓子のカロリーをごらんください。

5 「4つのパターン」③食後のデザートは当たり前「別腹タイプ」

コンビニではついスイーツやお菓子を買ってしまう。おなかがいっぱいでもデザートを食べてしまうのが、こちらの別腹タイプです。**満腹なのに、さらにおいしいものという誘惑に負けてしまうのです。**

■お菓子のカロリー

（一般的な目安。高カロリー順。ちなみに、ご飯は女性茶碗1膳250kcal、男性茶碗1膳350kcal、大盛りは1膳500kcalです）

カレーパン	400 kcal
ピーナッツパン	370 kcal
あんパン	350 kcal
板チョコ（1枚）	320 kcal
どら焼き	240 kcal
柿の種小袋（1袋）	210 kcal
クロワッサン	200 kcal
ヨーグルト（200g）	120 kcal
フルーツゼリー	120 kcal
くし団子	120 kcal
ポテトチップ（20枚）	120 kcal
ピーナッツ（30粒）	120 kcal
バターロール	95 kcal
せんべい	70 kcal
バタークッキー（1枚）	50 kcal
あめ（1粒）	15 kcal

〈対策〉

チョコやクッキーは、少量でも高カロリーです。ケーキや焼き菓子は生地によってカロリーが違うので、選ぶ目安になります。**しっとり系やずっしり重い生地は、砂糖やバターをたくさん使っているので高カロリーです。**

生クリームの量にも注意しましょう。パフェは食事1食分になるものもあります。

お勧めは、空気をたくさん含んだふんわりタイプのシフォンケーキです。

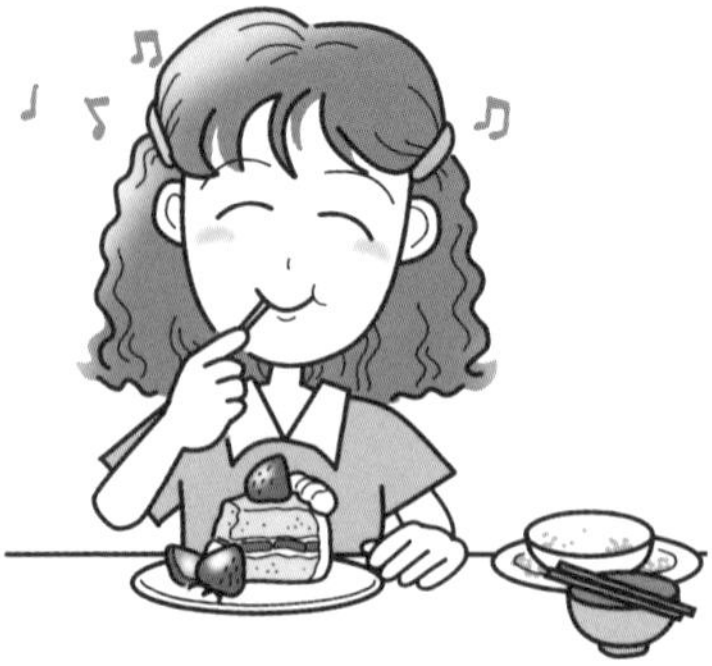

■スイーツのカロリー

（一般的な目安。高カロリー順）

バナナパフェ	500 kcal
ホットケーキ（バター、メイプルシロップ付）	400 kcal
ベイクドチーズケーキ	380 kcal
ショートケーキ	300 kcal
プレーンドーナツ	270 kcal
シュークリーム	240 kcal
アップルパイ	230 kcal
マドレーヌ	220 kcal
カスタードプリン	170 kcal
カステラ	160 kcal
シフォンケーキ	150 kcal

6 「4つのパターン」④痩せると聞けばそればかり「ヘルシー好きタイプ」

「体にいい！」との過信であれもこれもと、そればかりを食べてしまうのがこのタイプです。「〜だけで痩せられる！」「お肌がつやつや〜の効果！」「一日一杯の〜！美と健康を！」など、**宣伝効果に踊らされてさまざまなものに手を出してしまいます。**

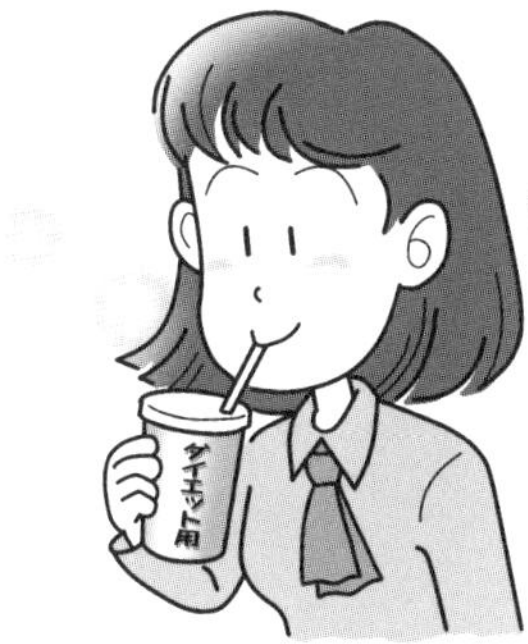

〈対策〉

体によさそうと思って購入する前に、何が含まれているか表示を確認する癖をつけましょう。口当たりのいいものは意外と糖分が多かったり、添加物、保存料がたくさん入っていたり……。人体に影響のない少量であっても、毎日口にしていれば体内に積み重なっていきます。

また、痩せるからとそればかりを取る単品ダイエット、果物だけ、卵だけ、野菜だけなどは、一日の摂取カロリーを減らして体重を減らすことはできますが、**カロリーは抑えても栄養素をしっかり取っていないと体は我慢ができなくなり、摂食するよう働きかけてきます。**ダイエットに失敗するだけではなく、健康や美容にまで影響が出てしまうので避けましょう。

7 結果を急げばリバウンドも早い

「痩せようと思えばいつでもできる」

栄養相談ではこのように言われる方が多いのです。自分なりのダイエットで何度も成功しているので、本気になればまたいつだって減量ができるということです。

しかし、減量を繰り返しているということは、戻っているのです。戻ってしまったあなたの体重は、前回の減量後に戻ってしまった体重よりさらに多くなっていませんか？　**痩せては太る、痩せては太る……を繰り返しているうちに、少しずつ元の体重が増え、痩せにくい体になってきます。**

リバウンドが起こる原因には、ホメオスタシス（恒常性）という働きが関与しています。人間の身体は、一定の状態を保つ働きが備わっており、気温が高いと汗を出して熱を放出して体温が上がるのを防ぎ、逆に、寒さを感じると体を震わせて熱を発生させ、体温が下がるのを防ぎます。

このようなホメオスタシスによる機能は、体温に限らず体重や血糖値などにも関わっています。急な体重の減少や、摂取量を極力抑えた食事制限によって摂取エネルギーが減少すると、体は危機的な状態であると判断し、ホメオスタシスの働きでエネルギー消費を抑えようとします。そうすることで体重低下に歯止めがかかります。

この時期に、ダイエットを中止して元の食生活に戻ると、体はエネルギーを蓄えることを止めず、エネルギーの消費を少なくしてしまい、結果として再び太ることになるのです。

急激に体重を減らさないためにも**過剰な食事制限はやめましょう。適度に食事量を抑えながら、筋肉を落とさないように減量を心掛けることが、リバウンドしない方法の一つです。**

リバウンドの原因にはもう一つあります。それは、レプチンの量と満腹感です。「レプチン」とは、脂肪細胞に脂肪が吸収されると分泌されて、脳の満腹中枢を刺激する物質です。レプチンによって「おなかいっぱい」というサインを脳に送ります。食事を減らしているダイエット中は、レプチンの分泌量も減っています。ダイエットを中断して、元の食生活に戻すと、レプチンの量も変化するのですが、これが適正量に戻るためには、約1カ月かかるといわれます。

つまり、1カ月は食事の量を元に戻してもレプチンの量が少ないため満腹感を得られず、かえって食べすぎてしまうのです。

ダイエットは、体の機能を理解するとリバウンドが防げます。次の3つを参考にしてみてください。

◆リバウンドを防ぐ方法

①ホメオスタシスを働かせない

ホメオスタシス（恒常性）は、1カ月に5パーセント以上体重が減少すると、最大限に働くと言われます。短期間で急激な減量をせず、**5パーセント以内の体重減少を心がけましょう。**

たとえば60kgの体重の方なら1カ月に3kgまでの減量にすると、リバウンドを防ぐことができます。

②1カ月は食事を戻さない

減量をやめても1カ月は食事を戻さず、続けることでレプチンの適正量が維持できます。つまり、**停滞期に入っても減少した体重を1カ月間維持**すればリバウンドは防止できます。

③適度に体を動かす

運動は筋力をアップします。筋力がつくとエネルギーの燃焼効果が上がります。**基礎代謝を高めるためにもできるだけ体を動かしましょう。**

8 無理なダイエットは体を崩壊する

主食を減らしすぎるなどの極端な食事制限をしてしまうと「筋肉が減少する＝基礎代謝も落としてしまう」ことになるので、せっかく運動をしていても筋肉が減ってしまい、運動効果が半減してしまいます。運動のエネルギー源となる炭水化物は筋肉減少を防ぐ大きな役割をしていますので、炭水化物をすべてカットしてしまうより、主食は取ったほうが安全に減量できます。

筋肉が減少すると、体は燃焼効率が悪く冷えやすくなりますし、体温も平均より低くなってきます。最近は低体温の女性が増えていますが、その原因の一つが筋肉の減少といえるでしょう。特に、**平熱が35℃台の方は筋肉の燃焼効果が上がるよう、しっかり食べて動かすことをしたいですね。**

ここでは、３つの注意する食べ方についてお教えします。

①単品だけを摂取する

単品だけのダイエットは、食事から取る栄養素が少なく長続きしません。また、栄養価が高いドリンクタイプのものであっても、それしか取らない生活では反動がきてしまいます。

私たちは、飲み込むだけでなく口を動かしてかむという行為をすることができます。唾液をたくさん出すことで、体内では酵素やホルモンなどが働きはじめ、体を活性化することができるのです。

②油分を抜いてしまう

「カロリーが高いから」と、油をカットしてしまうとお肌がカサカサになります。脂肪は細胞膜やコレステロールをつくり、内臓を保護してくれる大切な存在です。

食用油には、植物性油脂、動物性油脂、加工食品用油脂という3つの種類があります。植物性油脂は不飽和脂肪酸を主成分としたリノール酸やリノレン酸、動物性油脂には牛脂（ヘット）、豚脂（ラード）などがあり、加工食品用油脂にはショートニングやマーガリンなど植物油に水素を添加して半固形状にしたものがあります。

３つの油脂はこんなにも違う！

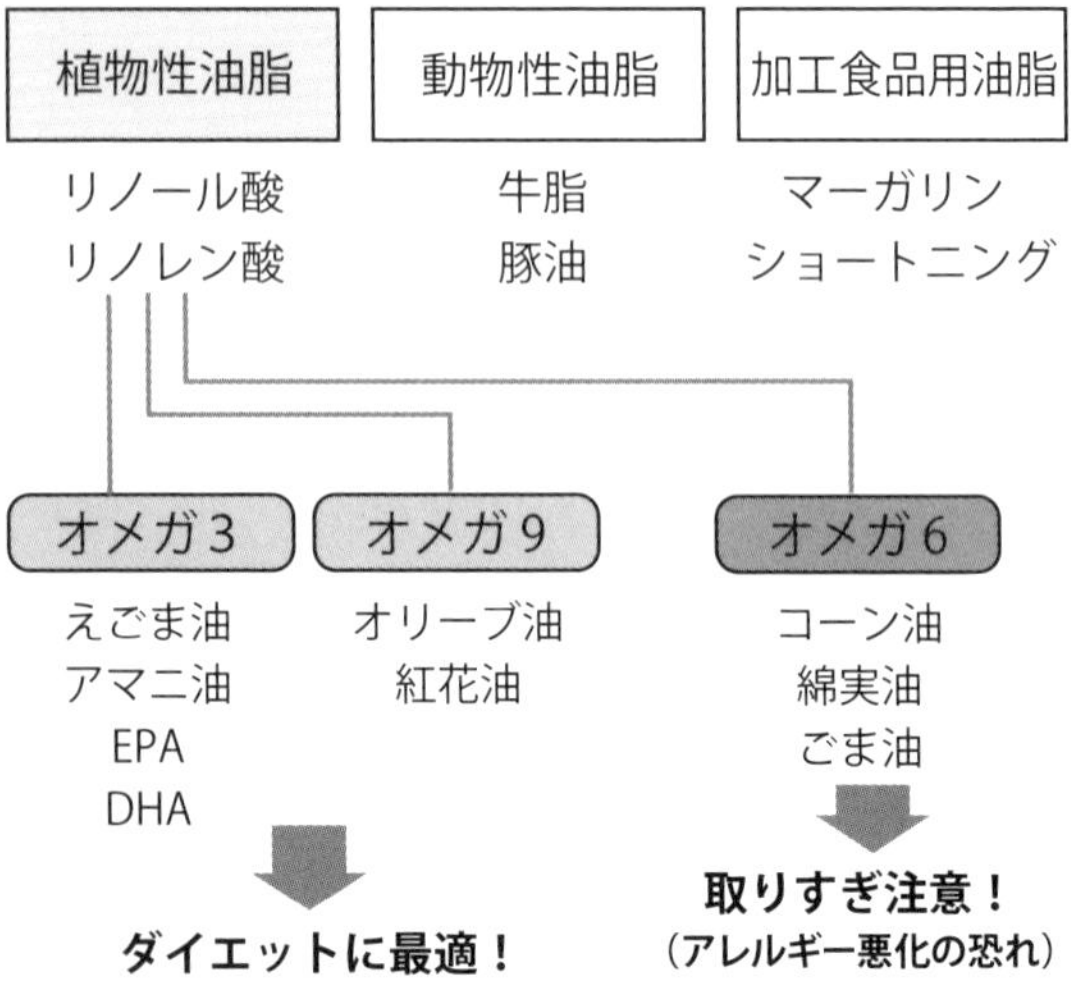

植物性油脂も、３つの種類に分かれます。

オメガ３（えごま油、アマニ油など）は、中性脂肪やコレステロール値を抑制し、血管をしなやかにして血流を改善する効果があります。また、魚に含まれる油であるＥＰＡ（エイコサペンタエン酸）やＤＨＡ（ドコサヘキサエン酸）もここに含まれ、動脈硬化や血栓症を防ぐといわれます。

オメガ９（オリーブ油、紅花油など）は、悪玉コレステロールを減らす効果があります。

しかし、オメガ６（コーン油、綿実油、ごま油）は、多く取りすぎるとアレルギーを悪化させるリスクがあると考えられています。

ダイエットには油をカットするのではなく、オメガ3、オメガ9などの体にいいといわれる油を適量に取りましょう。植物性の油は酸化しやすく、長期間の保存や、光、熱の影響を受けやすいため、劣化した油は口にしないよう注意しましょう。

③よくかまず、食事が短時間で終わる

飲み込むように食べてあっという間に終わる食事は、体にいいわけがありません。丸飲みは胃に大きな負担がかかり胃酸が出すぎたり、胃食道逆流症（逆流性食道炎）の原因にもなります。

よくかむことで満腹中枢が刺激され、いままでより少ない量で満腹感を得ることができます。

また、唾液の分泌がよくなります。唾液に含まれる免疫物質が細菌を減少させて口腔内をきれいにして虫歯や歯周病の予防にもつながります。

食べることはあなたの体をつくること。ゆったりと、食べることに意識を向けましょう。

無理なダイエットで栄養失調状態になると、体は体内の各組織の働きを縮小させて、生きるためにできるだけ少ないエネルギーで働き始めます。次のような症状が現れてきたら、命に関わる危険とつながります。すぐに中止してください。

・目がうつろになる
・髪の毛が色あせる
・皮膚に張りがなくなる
・唇や皮膚がカサカサになる
・頬がげっそりとしてくる
・下痢
・血圧低下
・脱水症状
・体力・気力の減少

9 適正体重を知る

ところで、あなたの身長に合った体重の目安はご存じですか？　肥満は糖尿病や高血圧症、脂質異常症などの生活習慣病を招きやすいので改善が必要ですが、痩せすぎも健康をむしばみます。あなたの体重の目安を知りましょう。

ここでは、５年ごとに改定される「日本人の食事摂取基準（２０１５年版）」を紹介します。

【資料：日本人の食事摂取基準（２０１５年版）と健康な食事の基準づくりの状況　厚生労働省健康局がん対策・健康増進課栄養指導室】
http://www.mhlw.go.jp/file/04-Houdouhappyou-10904750-Kenkoukyoku-Gantaisakukenkouzoushinka/0000053419.pdf

エネルギーの摂取量および消費量のバランス（エネルギー収支バランス）の維持を示

■目標とするBMIの範囲

（18歳以上）

年　齢	目標とするBMI
18～49歳	18.5～24.9
50～69歳	20.0～24.9
70歳以上	21.5～24.9

す指標として、「体格指数（ＢＭＩ：body mass index）」を採用し、成人期を３つの区分に分けて目標とするＢＭＩの範囲をそれぞれ提示しています。肥満とともに、特に高齢者では低栄養の予防が重要だと述べています。

ＢＭＩの目標値は上のように設定されています。これらの数値は、観察疫学研究において報告された総死亡率がもっとも低かったＢＭＩの範囲（18歳以上）をもとに設定されました。

では、あなたのＢＭＩと目標体重を次ページを見ながら計算してみましょう。年齢の目標値に入っていましたか？

太りすぎだけでなく、痩せすぎにも注意し、その上で目標とする体重を把握することが大切です。

■ BMI と目標体重の求め方

【BMI】

BMI とは、身長の２乗に対する体重の比で、体格を表す指数です。求める式は以下の通りです。

体重（kg）÷ 身長（m）÷ 身長（m）＝ BMI

たとえば、身長が 175 cm で 70 kg の方なら

70（kg）÷ 1.75（m）÷ 1.75（m）=22.9

つまり、この方の BMI は 22.9 となります。目標とする BMI に入っていますね。

【目標体重】

BMI を使って、目標体重を求めてみましょう。以下の式にあてはめて計算します。

目標とする BMI（18.5 ～ 24.9）× 身長（m）× 身長（m）＝目標体重（kg）

※下限値は、年齢によって変わります。

たとえば、身長が 158cm で 65kg の方の目標体重を求めてみましょう。

①まずは、現在の BMI を出します。

65（kg）÷ 1.58（m）÷ 1.58（m）＝ 26.0

②この方の BMI を目標値の上限である 24.9 に変えてみると、その際の目標体重が出ます。

24.9 × 1.58（m）× 1.58（m）＝ 62.1（kg）

③現在の体重は 65kg ですので、減量目標としては、

65（kg）－ 62.1（kg）＝ 2.9（kg）

2.9kg、つまり約３kg 減を目指せば、BMI が目標値に入るというわけです。

BMI を標準値の 22 にするには、目標体重も変わってきます。上記の式に当てはめれば計算できますね。

10 痩せる・太るの仕組みとは

私たちは毎日のカロリーを、基礎代謝（何もしなくても消費されるカロリー）と身体活動によるカロリー消費の２つの要素で消費しています。

痩せる・太るは、体がむくんでいたり、疲労が大きかったり、ホルモンバランスの崩れ、栄養を吸収しにくい体質、体の緊張状態などによって個人差があります。しかし、**毎日消費するカロリーが摂取（食べる）カロリーより大きければ痩せて、少なければ太るという単純なメカニズムです。**

つまり、筋肉を動かしてカロリーを消費すれば痩せる、カロリーを摂取しすぎれば太るという基本をしっかり頭に入れておきましょう。

たとえば、１kg体重を減らすために７０００kcal調整する必要があります。痩せるには、このカロリーを毎日の摂取するカロリーから少しずつ減らしていきましょう。前述したように目安は、１カ月に現体重の５パーセントまでがリバウンドを起こさない数値だといわれています。60kgの方は1カ月に3kgまでの減量です。3パーセント程度でもしっかりキープをしていけば十分な数値です。

では、1カ月に2kg減らすことを考えてみましょう。1kg減らすのに7000kcalの調整が必要ですので、2kgでしたら14000kcalを食事か運動で調整する必要があります。単純に1カ月、30日で割ってみると1日467kcalとなります。ドーナツ2個、クリーム系の菓子パン1個、柿の種小袋2つ、ハンバーガー1個、さっぱり系のラーメン1杯……とほぼ同じカロリーです。ちょこちょこと口に入れてしまいそうなものばかりです。運動をせずに日々こういったものを食べていると、1カ月もすると確実に体重は2kg増えるということです。

2kg減量したい場合は、1日467kcalを食事だけで落とすのではなく、体を動かして消費エネルギーを増やしつつ食事を調整する方法、つまり運動と食事を半分ずつと考え、230kcalずつ調整するのがお勧めです。毎日調整するのが大変な方は1日おきでも2日おきでも構いません。

たとえば、毎週日曜日はウォーキングデーと決め、足を延ばしてウォーキングを楽しみ3カ月で5㎏減量された方は、食事はほとんど変えていなかったそうです。また、毎日のランチに食べていた定食をやめてうどんやそばを中心にしたランチにし、週末だけは大好きなイタリアン料理を楽しんで3カ月で4㎏減量した方もいらっしゃいます。2～3㎏落ちたあたりでおなかがスッキリし、顔がシャープになってくるので、みなさん楽しみながら続けるようになってくるようです。

とにかく、行動することが一番！ いまの生活の中からできること、あなたに合った方法を見つけて、無理なく続けて健康を保ちましょう。

多くの方がすぐに体重が大きく減ることを望みますが、徐々に増えてきた体重はゆっくり確実に減らすのがお勧めです。そして、減量中は筋肉も減ってしまいますので、良質のタンパク質を取りながら運動することを忘れないでください。

どうしても短期間で体重を落としたい！ という方は私たち管理栄養士にお声がけください。パーソナルダイエティシャンとしてあなたと一緒に歩みます。

1日のエネルギー必要量は、本来ですと細かな計算で個々に算出しますが、参考として年齢別の1日の推定エネルギー必要量を掲載します。

■推定エネルギー必要量

（kcal/日）

性別	男性			女性		
身体活動レベル[1]	Ⅰ	Ⅱ	Ⅲ	Ⅰ	Ⅱ	Ⅲ
0～5（月）	－	550	－	－	500	－
6～8（月）	－	650	－	－	600	－
9～11（月）	－	700	－	－	650	－
1～2（歳）	－	950	－	－	900	－
3～5（歳）	－	1,300	－	－	1,250	－
6～7（歳）	1,350	1,550	1,750	1,250	1,450	1,650
8～9（歳）	1,600	1,850	2,100	1,500	1,700	1,900
10～11（歳）	1,950	2,250	2,500	1,850	2,100	2,350
12～14（歳）	2,300	2,600	2,900	2,150	2,400	2,700
15～17（歳）	2,500	2,850	3,150	2,050	2,300	2,550
18～29（歳）	2,300	2,650	3,050	1,650	1,950	2,200
30～49（歳）	2,300	2,650	3,050	1,750	2,000	2,300
50～69（歳）	2,100	2,450	2,800	1,650	1,900	2,200
70以上（歳）[2]	1,850	2,200	2,500	1,500	1,750	2,000
妊婦（付加量）[3]						
初期				+50	+50	+50
中期				+250	+250	+250
後期				+450	+450	+450
授乳婦（付加量）				+350	+350	+350

1：身体活動レベルは、低い、ふつう、高いの3つのレベルとして、それぞれⅠ、Ⅱ、Ⅲで示した。

2：主として70～75歳ならびに自由な生活を営んでいる対象者に基づく報告から算定した。

3：妊婦個々の体格や妊娠中の体重増加量、胎児の発育状況の評価を行うことが必要である。

注1：活用に当たっては、食事摂取状況のアセスメント、体重及びBMIの把握を行い、エネルギーの過不足は、体重の変化またはBMIを用いて評価すること。

注2：身体活動レベルⅠの場合、少ないエネルギー消費量に見合った少ないエネルギー摂取量を維持することになるため、健康の保持・増進の観点からは、身体活動量を増加させる必要があること。

【日本人の食事摂取基準（2015年版）の概要】より

http://www.mhlw.go.jp/file/04-Houdouhappyou-10904750-Kenkoukyoku-Gantaisakukenkouzoushinka/0000041955.pdf

第4章

食と運動で
健康寿命が
10年延びる

1 食事と運動の両方で本当の健康を

「はじめに」でも書きましたが、最近では「平均寿命」のほかに「健康寿命」という言葉もよく聞かれます。

世界一の長寿国である日本の高齢者は元気で長生きのイメージがありますが、実際には寝たきりであったり、介護されていたり、病気で入院をしている方々もいらっしゃることでしょう。

厚生労働省の国民健康調査によると、2014年の日本人の「平均寿命」は、男性が80・50歳、女性が86・83歳で、男女いずれも過去最高を更新しました。一方、入院したり介護を受けたりせずに日常生活を過ごすことができる期間を表す「健康寿命」は、2013年の調査結果によると男性は71・19歳、女性は74・21歳となっています。平均寿命と健康寿命の差は、こんなにもあるのですね。

近年では、子どもたちの身体活動の低下も問題になっています。そこで、2016

年4月から、小学校では運動器検診が始まりました。「運動器」とは、骨・関節、筋肉、靭帯、腱、神経など身体を支えたり動かしたりする器官の名称です。文部科学省によると、「現代の子どもたちは運動不足による体力・運動能力の低下と、運動のし過ぎによるスポーツ障害の二極化した問題が深刻化し、運動器の健康状態の把握や運動器疾患・障害を早期発見することが重要である」ことから、この検診が開始されることになったようです。

具体的には、保護者に書いてもらった保健調査票を学校に提出し、学校医がオーバーユースによる運動器障害だけでなく、片足立ちが5秒以上できない、足の裏をつけてしゃがみ込みができない、ひざの後ろを伸ばしておじぎして指先がひざより下にいかないなどを観察します。その結果、脊柱の変形（側わん症）や腰痛、骨折、捻挫、スポーツ障害、肉離れだけなく、いわゆる体の固い児童も異常として指摘され、整形外科専門医を紹介してもらいます。運動器疾患が隠れている可能性も考えられますが、多くは運動不足によるものと思われるのです。

小学生が運動不足というのは、現代の子どもたちの生活を見ると分かるような気がします。特に、都会では外で遊びまわる場所もなくなり、習い事や塾やコンピューターやスマホを使ったゲームに時間を費やし、運動不足による身体活動の低下は小さなころから始まっています。

せっかく長生きするからには、元気に生きていきたいですよね！　そのためには、一人ひとりがいまから食事と運動の両方に気をつける必要があります。

ここではそのポイントについてお話ししましょう。運動不足のお子さまと一緒に取り組めるものも、たくさんあるはずです。

2 「食事と運動」大事なのはどちらもバランス

私たち日本人の多くは、過食や運動量の減少というライフスタイルの乱れで生活習慣病を招きがちなので、食事と運動の大切さは分かりきっていることでしょう。テレビや雑誌で「これがいい」と言われると翌日のスーパーでは品切れになるほど、体にいいと言われることに関心が強いのです。

しかし、食事も運動も「～ねばならない」の形になってしまっては寂しいことです。

食べるということが喜びや語らいにつながる楽しさではなく、カロリーや栄養が優先されてしまったら、口の中に広がる香りや味、歯触り、季節感、食材に対する感謝などの心はどこに行ってしまうのでしょう。運動にしても、無理なウォーキングを続けて足や腰の痛みが増してしまった方もいらっしゃいます。体を動かす心地よさや、爽快感を感じる気持ちが何よりも大切です。

ちょうどよいバランスをつかむことは、最初はむずかしいと感じるかもしれません。特に、真面目で一生懸命な方は、体が悲鳴を上げても頑張ることを優先してしまいがちです。

ここで、次の問いかけを自分自身にして、体の反応をもっと感じてみてください。

・体は喜んでいますか?

・呼吸が浅くなっていませんか?

人の言葉ではない、あなたの感覚を一番にしましょう。本当に大切なことは何か、自分自身の心と向き合ってみてください。

3 運を動かす「運動」で健康寿命を延ばそう

運動の字は、「運を動かす」と書きますね。それを知ったとき、なるほどと思いました。体を動かすと気持ちが一瞬で変わります。特に、脚のつけ根や腕のつけ根など、普段動かさない部分を大きく伸ばすと「痛い」とか「気持ちがいい」などといった感覚が得られ、意識が体に向けられます。

気持ちが他人ではなく自分に向けられる、自分がいま、どう感じているかを知って、それに正直になることは大切です。心地よいのか悪いのか、楽しんでいるのかつらいのか、好きなのか嫌いなのかなど、心の思いは常に体に反応しています。**体の感覚をつかんでいくことを繰り返すと、体と心のつながりに敏感になってきます。**

マイナス思考になっているときや、嫌だと感じるときは、体がとても緊張しているのに気づくようになります。そういうときは、体が緩むことをしてあげてください。フーッと息を吐きながら手足を伸ばす、足首を回すなどのストレッチがお勧めです。気持ちがほぐれると、何か解決策が出てきたり、いいアイデアが思い浮かんだりします。これを繰り返して、気持ちを軽くして過ごしましょう！

人はいいことと悪いことの２つを同時に考えられません。そこで、私はマイナス思考に陥りそうになると、部屋でストレッチをします。ダンスが好きなので、ストレッチをしているうちに踊り出すこともしょっちゅうあります。ちょっと難しいステップを踏んで、それを覚えることに夢中になってくるうちに、マイナスに捉えていたことは、実は必要なことだったり、気付かせてもらえるきっかけだったり、どうでもいいことだったりと、受け止め方が変わってきます。

運動すると健康になるだけではなく、気持ちが変わり、表情が変わり、出会いが変わります。素敵な生き方をしている方々に接し、あなた自身もそうなります。そして、あなたもまた周りの人たちに気を配っていくようになるのです。

目の前の人が満面の笑みになれば、つられて笑顔になりますよね。うれしい表情の人の周りでは人々が前向きになるので、物事がうまく運びやすい。結果、運がいい人、といわれるのです。ぜひ、心を込めて体の反応を感じながら動かしてみてください。

4 老人体操ではない「きれいな体になる運動」を

姿勢が悪かったり、左右差があったり、体が緊張して肩肘張った状態で運動を続けるのではなく、きれいな体を保つことから始めてみましょう。棒のように真っすぐではなく、バネのあるしなやかな体は、柔軟で、けがの予防にもなるだけでなく、体自体がとても楽になります。

普段歩くときに前に出す腕が外に広がる方、後ろに振った腕が外に広がる方、片腕だけが振れる方、いろいろいらっしゃいますが、あなたはいかがですか？　あまりご自身の腕の振り方を意識したことがないかもしれませんが、これを機にどんなふうに腕を振っているのかを確認してみましょう。

多くの人たちを見るとさまざまな歩き方をしています。きれいな歩き方をしている方に出会ったら、どこがきれいなのかを観察して、ぜひ参考になさってください。

きれいに歩く人は、体の中心が真っすぐで、ひざの後がスッキリと伸びています。腕も前後に真っすぐ振れています。さらには、首や肩の力が抜けていてゆったりとしています。

ここでは、腕を真っすぐに上げる運動を紹介します。この動きを呼吸に合わせて行うと、腕のつけ根が伸び、体を真っすぐに保つために腹筋も使われ、肩甲骨も動いてきます。背中が美しくなりますよ。

背中と腕のつけ根が伸びるエクササイズ

鏡があればご自身の姿を眺めながら行ってください。また、動きを動画にしましたので、そちらも合わせてごらんいただければ、よりスムーズなエクササイズができると思います。

①足を揃えて爪先を少し開き、かかとをつけた状態で立つ。このとき、鼻の頭とおへそを真っすぐのラインに揃えるイメージで体のセンターラインを意識し、足の裏を大地につけ、左右対称に保つ。そして、体、腰や肩や顔が片側だけ上がっ

ていないかを確認し、センターラインに対して肩の高さや頭の位置などが水平になるようにする。

②足はそのままで、両腕を下ろし、手のひらは後ろに向ける。息を吸いながら両腕を上げ、吐きながら下ろす。そのとき、体に沿って真っすぐに上げる。上げたときに手のひらは前方を向いている。下ろした腕を体の後ろまで持っていくが、それも真っすぐになっているかを確認する。リズミカルに8回行う。

③次は、手のひらを体に沿わせて内側に向けて、同様に息を吸って吐きながら8回上下に動かす。真っすぐに腕が動いているかを観察しながら行う。

④最後は、呼吸を変えて、手を上げたときに息を吐き、下ろしたときに吸う。腕は上げたとき、手のひらをひっくり返して後ろに向ける。背中全体が伸びるのを感じながら、心地よく8回繰り返す。

ここにアクセス!

●このＱＲコードをスマートフォンで読み取ると、YouTubeで「背中を伸ばす」の映像が見られます。

●インターネットから検索する際は、検索窓に「背中を伸ばす　杉山ゆみ　YouTube」と入れてクリックしてください。

背中を伸ばす　杉山ゆみ　YouTube　　検索

①足を揃えて爪先を開き、体を真っすぐにする

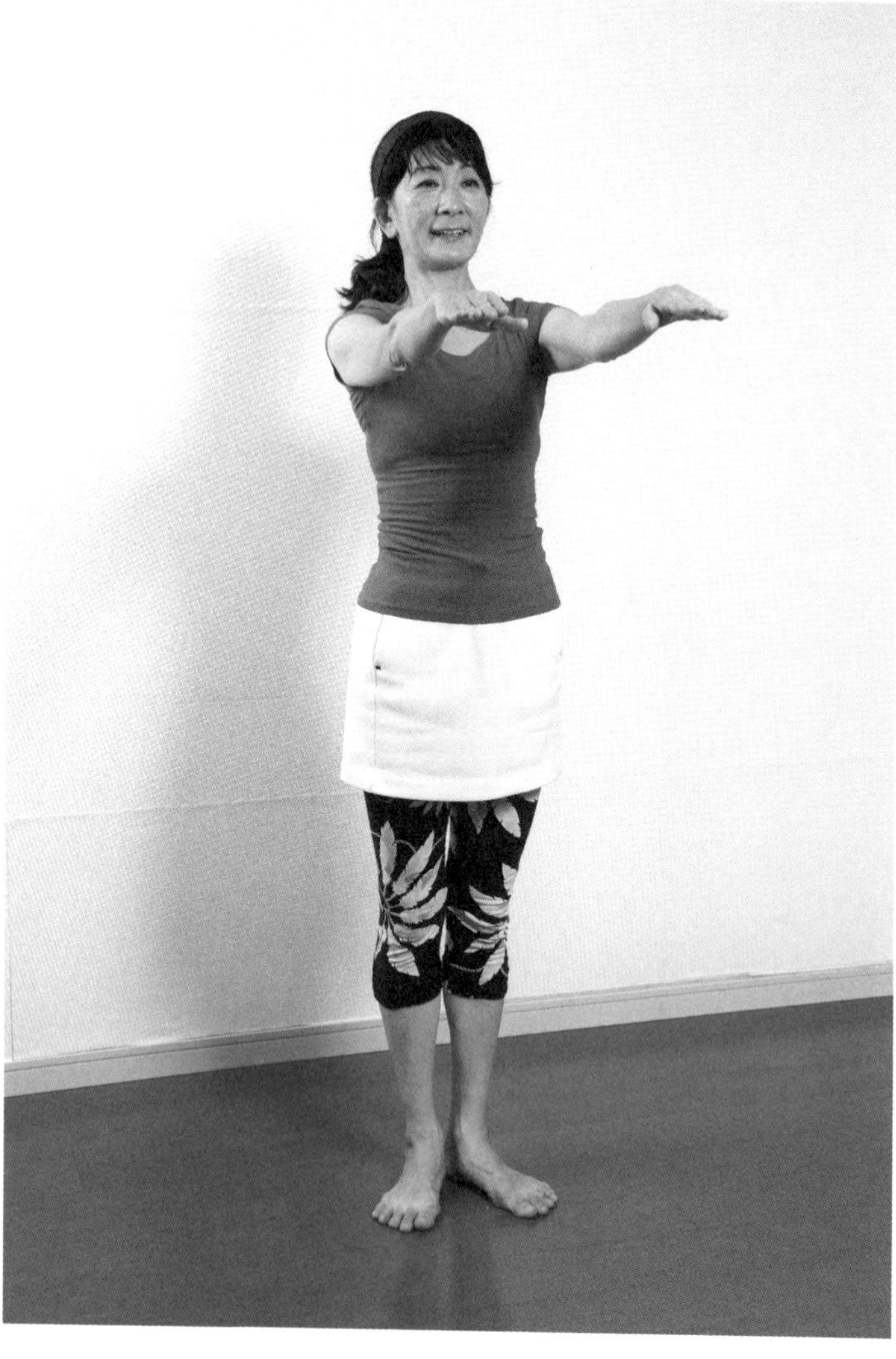

②息を吸いながら両腕を上げ、吐きながら下ろす

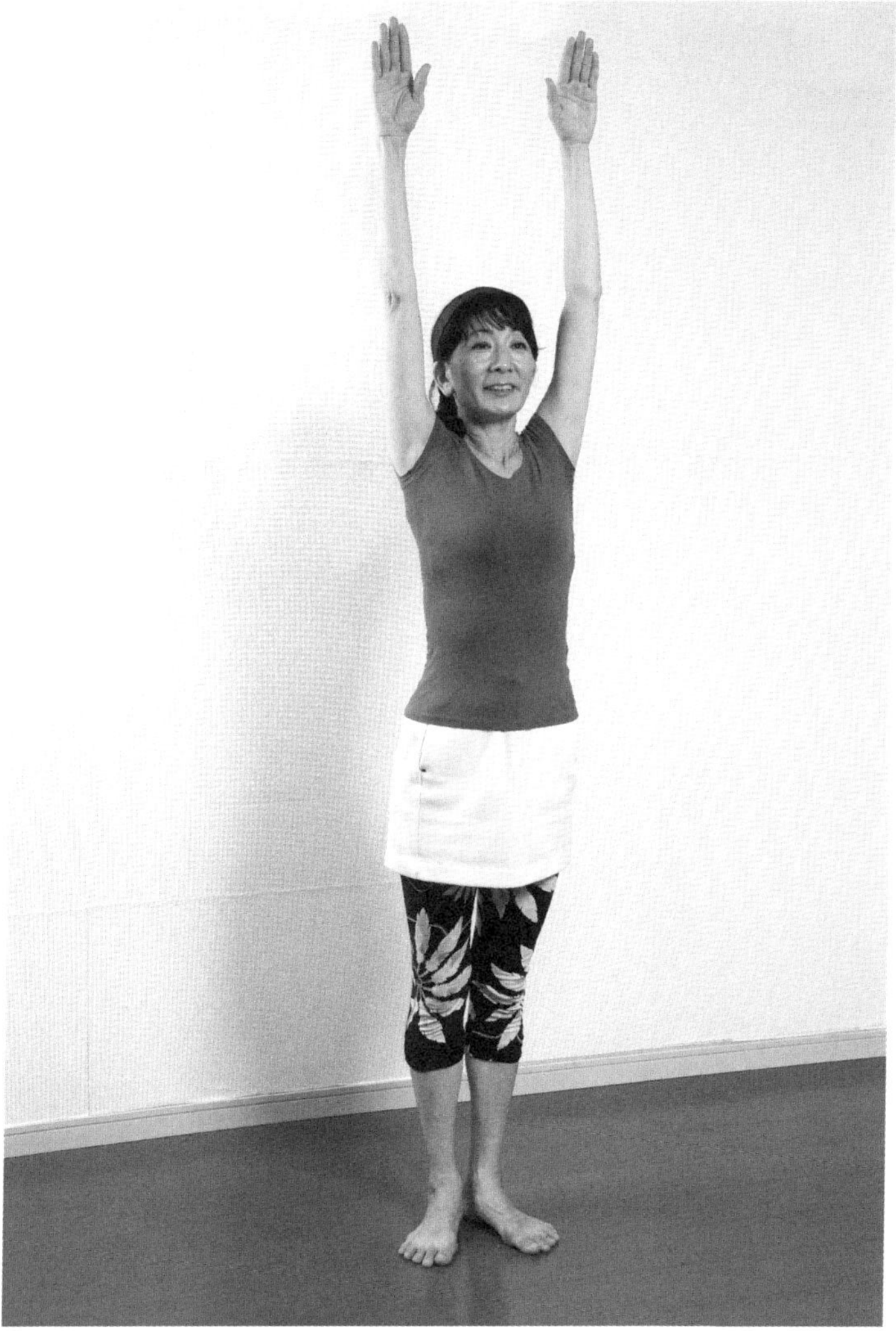

③手のひらを内側にして吸って上げ、吐きながら下ろす

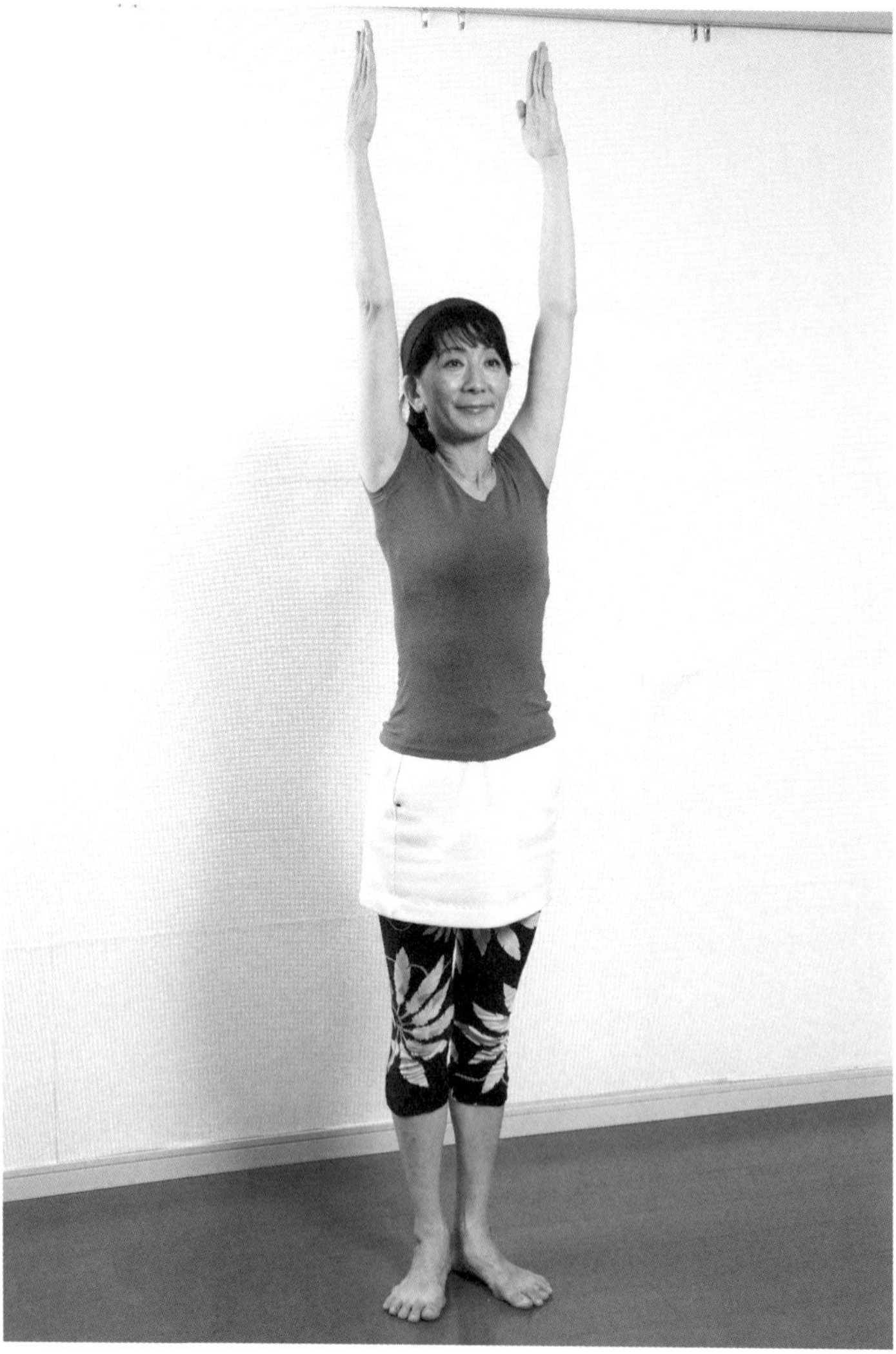

④手のひらを後ろに向けて吐いて下げ、下ろしたときに吸う

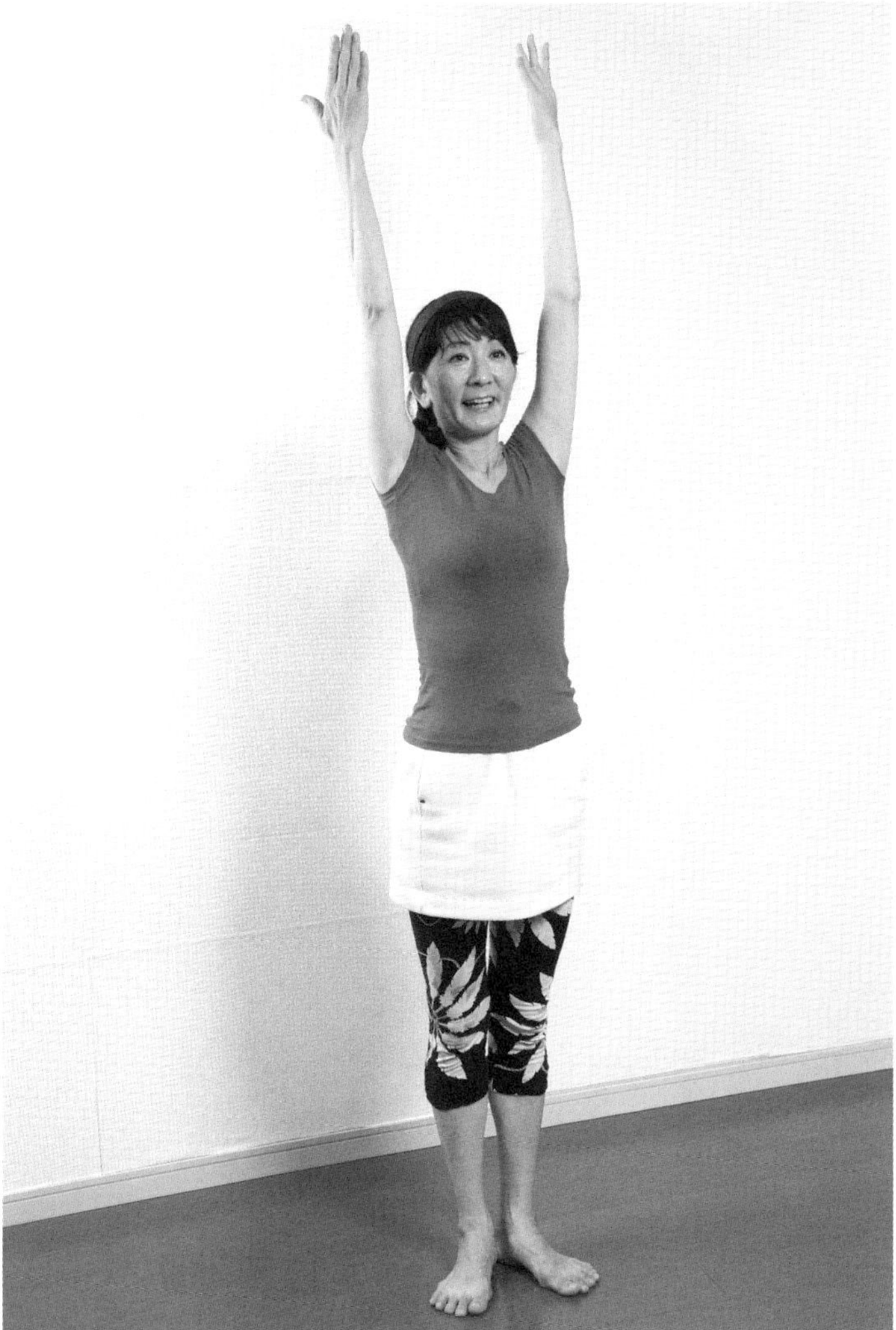

5 「医食同源」＝毎日の食事こそ薬と思いなさい

食べ物は、薬以上の薬といわれます。食べ物にはさまざまな栄養素が含まれていて、私たちの体を維持し、健康を保つのに役立ちます。栄養素にはそれぞれ役割があり、しかもお互いに深く関わりあっているのです。

運動選手が食事で体をつくっていくことをみても分かるように、体は食べるものでできています。

普通の生活をしている私たちは、すぐに体に変化が見られるような食べ方をしているわけではないので、食事の重要性を感じない方もいらっしゃるでしょう。

しかし、健やかで元気な体を維持するためには毎日の積み重ねがとても大切になります。何を選んだらよりいいかが選択できる力をつけましょう。

ここで5大栄養素についてお話ししたいと思います。みなさまも学校で習ったのではないでしょうか。改めて思い出しながら確認してください。

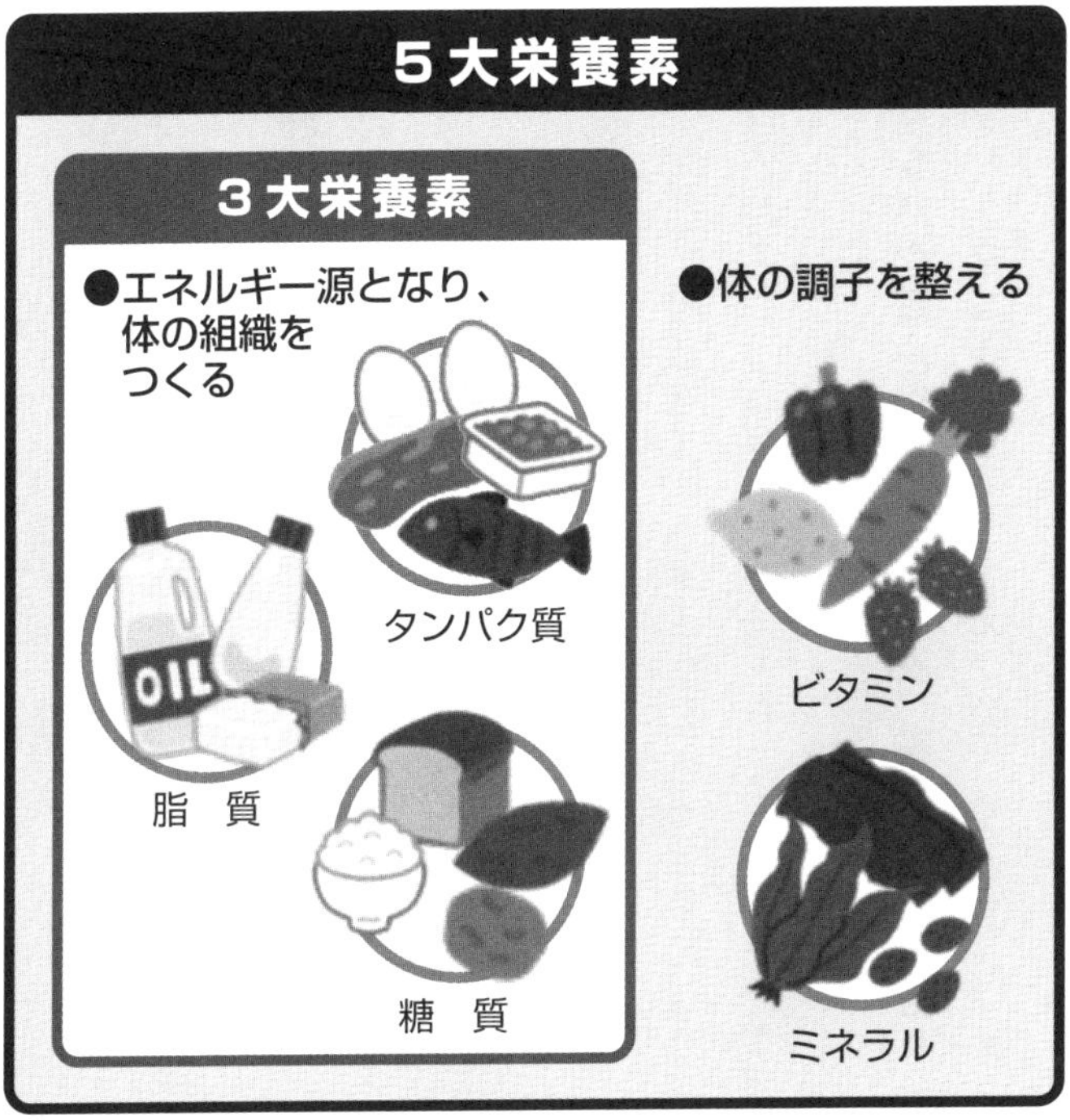

体に入った食べ物は消化・吸収されて次のような大きな働きをします。

・エネルギー源になる
・体の組織をつくる
・体の調子を整える

エネルギー源となり、体の組織をつくる栄養素として、糖質・タンパク質・脂質があります。これらを3大栄養素といいます。これに体の調子を整える微量元素であるビタミン、ミネラルを加えたものが5大栄養素です。

それでは、各栄養素についてお伝えします。

①糖質（ご飯、餅、パン、麺類、イモ類など）

糖質はエネルギー源としてもっとも使われる脳にとっての栄養素です。糖質が足りなくなると、足りないエネルギーを補うために体の筋肉や脂肪が分解されてしまいます。

過剰に取ると、エネルギーとして使われずに余り、中性脂肪となって体に蓄えられます。また、糖質をエネルギーに変えるためにはビタミンB_1が必要なので、この栄養素が含まれている食品と組み合わせることで代謝が高まります。

②タンパク質（肉、魚、卵、豆腐、納豆、みそなど）

タンパク質は筋肉や骨、皮膚、髪の毛、爪、内臓、血液などを構成する成分で、ホルモンや酵素、免疫細胞をつくる役割をもち、体内ではアミノ酸となります。遺伝子情報のＤＮＡもアミノ酸からつくられています。

アミノ酸には、体内で合成できるアミノ酸と、合成できないアミノ酸があり後者は食物から摂取しなくてはならない「必須アミノ酸」と呼ばれています。

この必須アミノ酸がバランスよく含まれているものが良質なタンパクであり、タンパク質としての働きがよくなります。特に卵は、非常に良質なタンパク質が含まれた食品です。

③脂質（サラダ油、オリーブオイル、ごま油、バター、ラード、バラ肉、ベーコン、ゴマなど）

脂質はエネルギー源として使われたり、細胞膜や臓器、神経などの構成成分になり、ビタミンの運搬を助けたりする役割があります。

また、体温を保ち、肌に潤いを与え、正常なホルモンの働きを助ける働きをします。そのため、脂肪の摂取を減らしすぎると、特に女性は美容や健康を損なうことになってしまいます。しかし、摂取量が多すぎると脂肪として蓄えられ、肥満の原因となります。

④ビタミン（野菜や果物全般）

ビタミンは、３大栄養素のようにエネルギー源や体の構成成分にはなりませんが、体の機能を正常に維持するために不可欠な栄養素で、血管や粘膜、皮膚、骨などの健康を保ち、新陳代謝を促す働きをしています。

必要量はごくわずかですが、体内でほとんど合成されないか、合成されても必要量に満たないので食品から摂取しなくてはなりません。

通常の食生活では取りすぎる心配はありませんが、サプリメントなどで大量に取り過ぎると体に悪影響があるので注意が必要です。

⑤ミネラル（海草類、小魚、貝類など）

ミネラルは微量ながらも体の健康維持に欠かせない栄養素で、糖質や脂質、タンパク質が体に必要なエネルギーをつくりだすときに、その働きを助ける役割や、歯や骨格の形成をする役割を持っています。

カルシウム、鉄、ナトリウムなどの16種類の必須ミネラルがあります。ミネラルは体内で合成することができないため、食事から取ることが必須です。

不足すると、鉄欠乏性貧血、ヨウ素不足による甲状腺機能低下などの欠乏症を起こします。また、カルシウム不足で骨粗鬆症になるなど、さまざまな症状が発生します。逆に、取りすぎた場合も過剰症を引き起こします。鉄や亜鉛を取りすぎると中毒を起こしたり、ナトリウムを取りすぎると高血圧症につながります。普段の食事から必要なミネラルを取るように考えて食事を摂取しましょう。

栄養素というのはお互いに作用し合います。一つの栄養素ばかりを摂取しても効率よく働くことができません。他の栄養素が入ることで効果的に体をつくります。また、これだけを食べればいいという食品はありません。栄養素もバランスが大事です。すべての栄養素を上手に摂取するためには、主食（ご飯・パン・麺類）＋主菜（肉・魚・卵・豆腐などタンパク質のおかず）＋副菜（野菜のおかず）のそろった食事を目指しましょう。

食事は体の健康ばかりか心も満たします。食べ物がもたらす満足感は、心の薬にもなります。そして、これらの食べ物は特別なものではなく、私たちが口にする日々のものから得られるのです。

ここでは、いくつかの身近な食材の栄養や効用を紹介いたします。ここに紹介した食材以外にも食べ物にはたくさんの効能がありますので、その効果、効能を知っていただくと、食材に対する感謝の気持ちがあふれ出るのではないでしょうか。

各種疾患に予防効果が期待できる食材は、次のとおりです。

■風邪

・**カリフラワー**：アブラナ科に属し、ビタミンCが多く、ウイルスに対する抵抗力をつけます。美肌効果もあります。アブラナ科の代表成分イソチオシアネートは活性酸素を除去する抗酸化作用を持ちます。

・**大根**：ピリピリ感は有機硫黄化合物という成分です。強い殺菌力を持ち、風邪による咽頭炎や咳を穏やかにします。

■高血圧

・**そば**：ビタミンPが含まれ、血管を丈夫にし、血圧降下作用があります。これはフラボノイドの一種でルチンと呼ばれます。また、食物繊維も多く、便秘の予防や解消に役立ちます。そば湯にはそばの栄養が溶け出しているので、ぜひお飲みになってください。ただし、乾麺のそば湯は塩分がたっぷり溶け出しているので控えめにしましょう。

・**アスパラガス**：アスパラギン酸が含まれ、疲労回復、免疫力のアップ、毛細血管を拡張し血圧を下げる働きがあります。緑色に含まれる栄養であるベータカロテンは皮膚粘膜を健康に保ちます。

■慢性疲労

・**天然醸造の酢**：酢に含まれるクエン酸などの有機物が、疲れの物質といわれる乳酸を完全燃焼させて水と炭酸ガスにするため、疲労回復に効果的です。

・**豚肉**：疲労回復のビタミンといわれるビタミンB_1を多く含んでいます。

■便秘

・**豆製品**：豆腐、納豆、アズキなどの豆類は食物繊維が多く、便通をよくします。また、糖分の吸収速度を遅らせ、血糖値の上昇を防ぐ効果もあります。

・**発酵食品**：腸内の善玉菌を増やし、腸内環境を整えます。代表的な食材は、ヨーグルト、チーズ、ぬか漬け、キムチ、みそなど。

■胃もたれ

・**湯豆腐：**温かい料理。タンパク質に富み低脂肪、胃への刺激が少なく体に優しい食材です。

・**ヤマイモ：**でんぷん分解酵素を含み、消化を助けます。ヤマイモに含まれているサポニンには、胃の炎症を鎮める効果があります。

■老化防止

・**梅干し：**酸っぱさの素であるクエン酸、リンゴ酸は、殺菌力があり胃腸の機能を正し、エネルギー代謝を促します。

・**アーモンド：**老化防止のビタミンＥは抗酸化作用が強く、体のさびを防ぎます。

体に毒にも薬にもなる食事。ちょっとした注意や心を込めることで、**毎日の積み重ねがあなたの健康をつくる大きな結果になります。**

ここでご紹介する習慣も、可能なことから実践してみてください。

・新鮮なものをいただく
・できたてをいただく
・朝に新鮮な果物をいただく
・白湯や水を飲む
・食事は寝る3時間前までにすませる
・健康にいいといわれているものでも食べすぎない
・ゆっくり、感謝の気持ちを込めていただく

6 免疫力を高める栄養素の組み合わせ

免疫とは、病原菌やウイルスなど外敵の侵入を防ぎ、体内にできた害をもたらす細胞を取り除いたりする自己防衛機能のことです。免疫細胞は血液を通じて全身に存在しています。**免疫力がある体とは、病気になりにくい体、ウイルスや細菌と戦える体、病気になっても回復力のある体、健康と元気を保てる体、など自然治癒力の強い体のことです。**

免疫力が低下すると、ウイルスや細菌による感染症にかかりやすくなるだけでなく、肌が荒れる、アレルギー症状（花粉症・アトピーなど）が生じやすくなる、便秘や下痢をしやすくなる、疲れやすくなるなど体調不良のさまざまな症状が出てきます。

その原因としては、加齢、ストレス、睡眠不足、食べ物などが挙げられます。加齢による免疫力の低下は自然に起こることですが、さらに低下することを防ぐため、次にご紹介する食材を取ることをお勧めします。

■免疫力のある食材

・**ニンニク**：ニンニクの〝アリシン〟という成分には強力な免疫力や、風邪やインフルエンザなどのウイルスを排除する働きがあります。より吸収力を高めるために、炒め物などで少量の油と併せて取り入れるといいでしょう。

・**ショウガ**：〝ジンゲロール〟というショウガの辛み成分は、免疫力を上げたり、ウイルスなどを退治する働きがあります。ジンゲロールは生の状態で取り入れるのが効果的です。加熱すると〝ショウガオール〟という成分に変化します。ショウガオールに変化すると免疫力を高める働きは薄くなりますが、血行を促し、体温を上げるのに有効です。

■腸内環境を整える食材

・**発酵食品**：納豆、みそ、漬物、ヨーグルト、キムチ、ピクルスなどには、腸内環境を整え、善玉菌を増やす有用な微生物（プロバイオティクス）が含まれています。

・**食物繊維の多い食材**：食物繊維は便通をよくし、腸内をきれいにしてくれます。

詳細は、次ページの表Aをごらんください。

■抗酸化力のある栄養素

抗酸化力とは、細胞を老化させたり、がん細胞の増殖や動脈硬化などを引き起こす活性酸素の働きを抑える力のこと。活性酸素が過剰に発生すると、免疫細胞の働きを低下させる原因にもなります。抗酸化力が高いものにはビタミンA（ベータカロテンなど）C・E、ポリフェノール、アスタキサンチン、セレン、亜鉛、マンガンがありますが、それらが多く含まれる食材は、次ページの表B、Cのとおりです。

［表Ａ］■食物繊維の多い食材

海藻類	ひじき、ワカメ、もずくなど
豆類	アズキ、大豆、豆腐、油揚げなど
キノコ類	シイタケ、マイタケ、シメジ、エノキなど
野菜類	ゴボウ、オクラ、ブロッコリー、春菊、カボチャなど

［表Ｂ］■抗酸化力が高いビタミンなどの食材

ビタミンＡ（ベータカロテンなど）	ウナギ、卵黄、ニンジン、カボチャ、春菊、ニラ、トマトなど
ビタミンＣ	イチゴ、キウイフルーツ、オレンジ、グレープフルーツ、キャベツ、ピーマン、ブロッコリー、ホウレンソウなど
ビタミンＥ	アーモンド、クルミ、ウナギ、アボカド、大豆、カツオなど
ポリフェノール	大豆、タマネギ、お茶、そば、赤ワインなど
アスタキサンチン	サケ、カニ、エビ、オキアミ、金目鯛、イクラなど

［表Ｃ］■抗酸化力の高いミネラルが多く含まれる食材

セレン	ウニ、しらす干し、ホタテ、タマネギ、ネギなど
亜鉛	牡蠣、ウナギ、牛肉、豚肉など
マンガン	ショウガ、未精製の穀物、豆類、海藻など

7 体がポカポカ温まる食材

体温が36・5度前後に保たれている場合は免疫力も高く、代謝もいいので、病気にかかりにくいのです。低体温の場合は抵抗力が弱くなるだけでなく、体温が1度下がるだけで代謝もダウンするといわれています。

免疫細胞のうちの白血球は、血液の中に存在します。血液に乗って白血球が全身を巡ることで、異物から守っています。体の冷えなどによって体温が下がると、血管が収縮して血行が悪くなります。その結果、体内に異物を発見しても、それを素早く攻撃する白血球が集まりにくくなり、ウイルスや細菌を撃退することができず病気を発症してしまいます。

体を動かすことが少なく、夏でも効きすぎの冷房の中で過ごしたりすることの多い私たちの体は、代謝が落ちて冷えやすくなっています。特に寒さを感じないという方でも、おなかだけは冷たいという方もいます。自覚がない内臓型冷え性の方が多くなっているそうです。内臓が冷えると胃腸の働きが弱り、また、女性は月経不順や月経痛など婦人科系の不調にもつながります。

低体温の人は、まず**体を温めるようにしましょう**。冬は暖かくし、夏場でも冷房を強くしないなど、冷え対策を徹底します。また、**体を動かすことは代謝を上げ元気になります**。運動して筋肉を鍛え、体温を上昇させましょう。お風呂は、シャワーだけですまさず、湯船にゆっくりつかってリラックスしてください。

体を冷やさないためには、食べ物にも注意が必要です。**食材自体が体を温めたり、冷やしたりする力を持っています**。暑い地や、夏の季節に採れた食材は体を冷やし、寒い地や、冬の季節に採れた食材は体を温め、高い場所で採れたものは体を冷やし、地中で採れたものは体を温める……など、季節とその土地に合ったものが自然につくられるようになっています。いま、私たちは世界中の食材を一年中いただくことができ、本来の食がもたらす効果を忘れているのかもしれませんが、季節のものを丁寧にいただくようにしましょう。

また、ダイエットで必要な栄養が取れないと、低体温を引き起こすことがあります。

■体を温める食材

地下でエネルギーを蓄えた食材	ゴボウ、ニンジン、レンコン、ネギ、タマネギ、ヤマイモ
塩、ナトリウムの多い食材（取りすぎは血圧を高めるので注意）	塩、みそ、しょうゆなど
お茶（発酵させたもののほうが体を温める）	紅茶、中国茶、ほうじ茶
未精白食品（ビタミンやミネラルが豊富で、栄養価が高い）	未精白の砂糖、全粒粉パン、玄米、胚芽米
体の余分な水分を出して、代謝を高める食材	アズキ、黒豆、ショウガ、唐辛子、ラッキョウ
スパイス（発汗作用がある）	こしょう、マスタード、八角、クローブ、シナモン

冷たい食べ物や飲み物を避けるだけでなく、生野菜や果物も体を冷やすので注意が必要です。無理に食事を抜いたりせず、バランスよく食べ、栄養失調にならないようにしましょう。

ここでは、体を温める食材をいくつかご紹介します。上の表とあわせてごらんください。

アズキ・黒豆には、強い利尿作用があり、体内の水分を取って、むくみを解消してくれます。また、ショウガの辛味成分であるジンゲロールとショウガオールは、体を温め、胃液、唾液の分泌を促進します。

唐辛子は、赤、青ともに、刺激的な辛味が血管を拡張させ、血液の循環をよくします。ラッキョウには利尿効果があります。消炎作用もあり痰をとってくれます。ネギ、ニラ、ニンニクと同じユリ科の仲間です。酢、カリウムの多い食材（北方産以外の果物、牛乳、ビールなど）は体を冷やすので注意が必要です。

体がポカポカになるお勧め料理を含めて、成人女性の1日の食事例を紹介します。簡単にできるものばかりですので、ぜひ日常生活に取り入れてみてください。

◇成人女性の1日の献立

朝食
約500kcal

チーズトースト、カボチャのポタージュ、季節の果物、紅茶

●チーズトースト

パンにトマト、ピーマンを乗せ、その上にスライスチーズを乗せてオーブンで焼く。

●カボチャのポタージュ

カボチャにタマネギ、ニンジンを入れて柔らかくなるまで煮てミキサーでかき混ぜ、豆乳を加える。ニンジンはすりおろして入れると短時間でできる。

昼食 約550kcal

おにぎりランチ〈おにぎり2個〈梅干し、かつお節〉、根菜と鶏肉の煮もの、ゆで卵〉、ヨーグルト

●**根菜と鶏肉の煮もの**

ニンジン、レンコン、コンニャク、鶏もも肉を一口大に切り、だし汁、しょうゆ、砂糖で煮る。形よく盛り付けたら、色よく塩ゆでしたオクラを飾る。

間食 約240kcal

どら焼き、お茶

夕食 約650kcal

ご飯、みそ汁、サケの香味焼き、ヤマイモと大根のとろろ、マスタードサラダ

●**サケの香味焼き**

サケはショウガをすりおろし、酒としょうゆを加えた漬け汁の中に10分漬け、フライパンで焼く。焼き終わったフライパンの中に赤パプリカ、ピーマンの薄切りを加え、さっと炒める。

●ヤマイモと大根のとろろ

ヤマイモと大根を同量、それぞれおろし、空気を含めるようにふんわりと混ぜ合わせ、二杯酢（砂糖、酢、塩）で味をつける。

●マスタードサラダ

薄くスライスしたキュウリ、セロリを塩でしんなりさせ、マスタードとオリーブオイルで味付けする。

【1日の合計　1940kcal】

次に、実際に私が意識している1日のカロリーの取り方をご紹介しましょう。和菓子も洋菓子も大好物なので間食を加えて考えています。

だんだんと体で感覚が分かってきますので、あまりカロリーにとらわれず、調整しながら、何よりもおいしくいただくことが大切です。

お勧めレシピもいくつか、あわせてご紹介します。

◯1日のカロリーをバランスよく取るためのポイント

・1日の適正カロリーが2000kcalなら、単純に3つに分けて1食あたり700kcal程度を目安にする
・夕食のカロリーは目安以上に増やさないようにする
・朝食＋昼食＋間食を2食分のカロリーで考える
・お菓子やお酒は1日200kcal程度にする
・カロリー表示を見る癖をつける
・お付き合いで夕食が遅くなったり、摂取カロリーが多くなってしまったら、翌朝の朝食は胃腸を休めるためにも軽くして、前日の調整をする
・2～3日ごとに食べたものを振り返り、食べていない食品を取るように心掛け、バランスに気をつける

◯お勧めレシピ

・根菜炊き込みご飯

ゴボウ、ニンジン、レンコン、根菜類を豊富に使う。

・ショウガあんかけうどん

ショウガをすりおろして、キノコやネギを加え、片栗粉で汁にとろみをつける。

・野菜たっぷりポトフ

大根、ニンジン、タマネギ、キャベツ、ベーコンを入れお好みの味にし、体を温める効果のある黒コショウで整える。冷蔵庫に残った野菜を使い煮込むだけで簡単に出来上がる。

・長イモのポテトサラダ

ジャガイモの代わりに、体を温める効果のある長イモを使う。火が通りやすく、舌触りも優しい一品。

8 脳が若返る食事と生活

うまいもの（アミノ酸）、脂（脂肪）、甘いもの（糖質）は、人がおいしいと感じるものです。おいしいと感じるのは、味覚、嗅覚、触覚、視覚などを統合して、脳でキャッチしているからです。

これらの栄養素は脳が喜ぶだけでなく、脳の発達にとって必要な栄養素そのものです。**アミノ酸は脳の伝達物質をつくり、不飽和脂肪酸は脳の神経細胞膜をつくり、ブドウ糖は脳の主なエネルギー源です。そして、これらの働きが活性化されるためにビタミン、ミネラルによって酵素の働きが活性化しています。**

健康な脳、若返る脳のためには、バランスいい食事を心掛けてください。タンパク質、脂質、糖質、ビタミン、ミネラルの取れる食事は、食卓の基本形である主食（ご飯、パン、麺類など）＋主菜（肉、魚、豆腐、卵など）＋副菜（野菜のおかず）をそろえることを心掛ければ十分です。

その上で色も考えましょう。多くの色がそろったほうが栄養素も豊富になります。

■色彩と若返り脳の食材

赤	赤身の魚や肉、パプリカ、ニンジン、トマト、唐辛子、イチゴ、スイカなど
緑	小松菜、ホウレンソウ、春菊、ブロッコリー、インゲン、ソラマメ、しその葉、キウイフルーツなど
黄	納豆、油揚げ、高野豆腐、みそ、カボチャ、トウモロコシ、かんきつ類など
黒	ワカメ、昆布、ひじき、海苔、シイタケ、シメジ、きくらげ、黒ごまなど
白	ご飯、パン、うどん、スパゲティ、ヨーグルト、豆腐、大根、カブ、タマネギ、イモ、リンゴ、バナナなど

例を挙げると上の表の通りです。

ラーメンライスと餃子は主食が中心になりますので、野菜の乗ったラーメンを選びましょう。居酒屋では、刺身、焼き鳥、焼き魚、枝豆、冷ややっこなどのメニューだと主菜ばかりになりますから、野菜を取りましょう。

食事をする際に注意していただきたいことは、よくかんで食べることです。かむことで唾液がよく出て、唾液中の若返りホルモンといわれているパロチンが多く分泌されます。また、あごの周りの筋肉の血行がよくなり、脳への血流も増加し、脳が活発に働くようになります。

脳を若返らせるためには、食事だけでなく睡眠にも気を配りましょう。

私たちの体の細胞は寝ている間につくられます。脳が活性化するためにも良質の睡眠を取ることを心掛けたいですね。夜中に目が覚めたり、朝の目覚めが悪かったり、起きても疲れが残っていることがあれば、眠りが浅いかもしれません。シャワーではなくお風呂につかって十分に体を温め、睡眠に備えましょう。

そして、入眠前にゆっくりした呼吸を添えてストレッチを行うことが、脳がゆったりと休むのを助けます。良質な睡眠を取ることによって、夜間に分泌されるホルモンがしっかり働き、きれいな体をつくってくれます。睡眠前にパソコンやスマホを見ることは良質な睡眠の妨害になりますので、就寝前は避けるよう心掛けたいですね。

体が喜ぶものをいただいて、心地よくストレッチを行い、快適な眠りを心掛けて、体も心も元気を保ち、健康寿命を延ばす生活をぜひ繰り返してください。

体が変わって、軽くしなやかになり、気持ちが変わって、ゆったりと笑顔になる。そして、その心地よさがあなたから周りの人たちに広がり、多くのみなさまが健やかに美しく年を重ねていかれることを心から願っています。

おわりに

最後までお読みくださいましてありがとうございました。

この本が発行されるまでに、どれだけ多くの方たちに助けていただいたことでしょう。出会いがあり、つながりができ、素晴らしい方々に引き合わせていただき今日に至りました。どなたかひとりが欠けても実現に結びつかなかったことです。心から感謝申し上げます。

本書では管理栄養士、健康運動指導士として培った多くのことをお伝えさせていただきましたが、何よりも根底には大好きなダンスがあります。踊ることでパワーをいただき、喜びがあり、気分転換になります。

しなやかさや筋力を保つためにストレッチは欠かせないものでしたが、自分自身が人生に多くのことを抱えるようになると、次第にストレッチがウォームアップやクールダウンのために行う単なる筋肉ほぐしだけではない、自分と向き合う時間へと変化していきました。体とともに心がほぐれ、本音に気付き、自分を大切にする気持ちが強くなっていきました。

体を整え、楽になり、体型が美しく変化していくストレッチを「美ストレッチ」と名づけ、手探りで始めたレッスンですが、お受けくださった皆さまからたくさんの声をいただきました。ありがとうございます。

本書で紹介したストレッチは手軽に実践できるものばかりです。続けていただくと効果が感じられ、体が変わってくることでしょう。また、これらのストレッチ以外にも立ったり歩いたり、体がきれいになる数多くの動きをブログに載せていますので、ホームページとあわせてごらんいただければ幸いです。


本書の企画づくりにご指導をいただき出版のきっかけをつくってくださいましたネクストサービス株式会社代表取締役の松尾昭仁様に心からお礼を申し上げます。また、多くのアイデアやアドバイスをいただき出版に導いてくださいました合同フォレスト株式会社の山中洋二様、そして、編集部の下村理沙様には大変お世話になりました。いつも励ましのお言葉をいただき、楽しく進めていくことができました。

私がこうして栄養や運動についてお伝えできるのは多くの諸先輩方、先生方の教えがあったからにほかなりません。

役員として携わらせていただきました宮城県栄養士会、日本健康運動指導士会宮城県支部、東京都栄養士会でご一緒させていただいたみなさま、ダンスの素晴らしさだけではなく生き方のすべてを学ばせていただいているモダンダンスの石本由紀先生、そして、サルサダンサー・振付師である池田美羽先生にはその繊細で力強く美しい踊りの基本を学ばせていただいています。

仙台今村クリニック院長の今村幹雄先生には、ご多忙の中お時間を割いて監修していただきました。私が仙台在住時に勤務させていただいた折には大変お世話になりました。医師としての使命に真っすぐに生きる姿は素晴らしく、剣道の達人でもあり、ひとりの人間として本当に尊敬しております。心優しい先生のもとに訪れる患者さんは後を絶ちません。こうして仙台を離れたいまも、細やかなご配慮をいただき心からお礼を申し上げます。

最後になりましたが、本書にご協力いただいた多くのみなさまありがとうございました。カメラマンの田村尚行さん、奥原れいみさん、動画撮影の小堀一幸さん、ネットへのアップに惜しみなく力を貸してくださったみなさま、本書へ登場していただき温かなお言葉をくださったみなさま、執筆の時間を作ることに協力してくれた夫や娘、そして、私のレッスン受講生でもある母は初めからずっと応援してくれて、背中を押してくれました。みなさまに心から感謝いたします。

2017年1月吉日

管理栄養士・健康運動指導士　杉山ゆみ

監修を終えて

今村幹雄

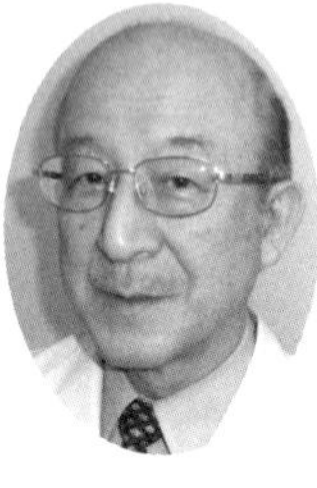

私は以前、東北大学病院、国立仙台病院（現、仙台医療センター）に勤務していたころは消化器外科を専門とし、胃、大腸などの疾患に対してどのような手術を行えば手術後の生活（栄養状態）を良好に保てるかを研究していました。そして、癌に対していかに満足のいく手術ができても、手術後の栄養状態が良好でなければ十分な抗癌剤による治療すらできないということも認識しました。

そのような経験から2005年に開業したときには、当初から管理栄養士兼健康運動指導士の杉山ゆみさんを常勤として採用し、〝医・食・運動同源〟の考えに基づいた医療を実現してきたつもりです。

糖尿病、高血圧症、脂質異常症といった生活習慣病の患者さんには、食事と運動を中心に積極的に栄養食事指導を行い、隔月に料理教室を開催し、また、「未来の健康と医・食を考える会」を立ち上げ、春秋年2回、講演会を開催してきました。料理教室の成果は「仙台今村クリニック料理教室のレシピ」（2013年発刊）という本にまとめました。

このように、私のクリニックの基礎をつくり上げるのに惜しみなく協力してくれたのが本書の著者の杉山ゆみさんです。患者さんの栄養食事指導においては、一貫して食事と運動を両輪とした生活指導を実践してきました。

私自身、日々の診療の目的は「健康寿命の延伸のためのお手伝い」としているので、厚生労働省の提唱する「健康日本21」でうたわれた「1に運動、2に食事、しっかり禁煙、最後にクスリ」ということを意識して仕事をしております。

この本を手にされた方は、著者が「運動と食事を通して、健康を意識するようになってほしい」と訴えているのを即座に感じとることができると思います。それなら、〝どうしたらよいのか？〟読むほどに解答が得られてきます。

私も多忙な診療に疲れ、慢性疲労症候群を実感し、うつ気味になることもあります。そんなとき、心身の健康を取り戻してくれるのは運動、〝体を動かすこと〟です。

著者は、楽しみながら実践できる独特なストレッチを考案し、レッスン受講者の生の声（第2章）にあるような多くの素晴らしい結果を出しております。

また、健康な体を維持するためには、当然のことながら、食事が非常に重要であります。現在は飽食の時代といわれながら、実際には、特に若い女性における度を超えたダイエット、高齢者の不適切な食生活などにより、栄養失調者が多く（20パーセントという報告もあります）見られます。本書では健康維持に必須の免疫力を高める食事についても言及し、日々の食事内容について的確な情報を提供しております。

〝健康寿命の延伸〟を望まぬ人はおりません。本書を読むことにより、すなわち、杉山ゆみさんが提唱する〝食と運動〟を実践することにより健康寿命が10年延びます。

この書が、読んでくれた方の健康維持に役立てば、著者とともに監修した私の大きな喜びであります。

2017年1月吉日

医学博士・日本体育協会公認スポーツドクター　今村幹雄

著者プロフィール

杉山ゆみ（すぎやまゆみ）

管理栄養士・健康運動指導士
東京、品川近郊で「美ストレッチ教室」を主宰

クリニックなどに勤務し、生活習慣病改善のための栄養相談や調理実習、運動指導のほか、趣味のダンスも健康ダンスとして教えていた。
40 歳をすぎたころから、体の不調を感じることが多くなり、体と真剣に向き合うようになる。自らの体に触れて緩めることや、体をほぐし整える動きで、体型が変化し体調が改善され､体を見つめる大切さに気付くようになる。これをきっかけに「美ストレッチ」を考案。
食生活のアドバイスもできる専門家として、20 代から高齢者まで幅広い年代の女性から圧倒的な支持を得る。食事と運動の２つの資格を保有し『心身の健康と美しい体づくり』の専門家である。

教室の詳細はこちらのホームページに記載してあります。ブログも更新しておりますので、あわせてごらんください。
　ホームページ「東京ベイ 健康体操フィットネス＆美ストレッチ教室」
　http://tokyo-kenkou.com/

監修者プロフィール

今村幹雄（いまむらみきお）

医学博士・日本体育協会公認スポーツドクター

昭和 50 年３月	東北大学医学部卒業
昭和 53 年４月	東北大学医学部第１外科勤務
昭和 62 年 10 月	国立仙台病院（現 仙台医療センター）外科勤務
昭和 63 年〜平成元年	米国（ニューヨーク州）ロチェスター大学消化器科留学
平成 17 年４月	仙台今村クリニック開業

企画協力　ネクストサービス株式会社　代表取締役　松尾　昭仁
動画撮影　小堀　一幸
写真撮影　田村　尚行
奥原　れいみ
組　版　GALLAP
装　幀　株式会社クリエイティブ・コンセプト
イラスト　Shima.

50歳から始める介護されない体づくり
食事とストレッチで健康寿命を10歳延ばす

2017年2月10日　第1刷発行
2017年5月30日　第2刷発行

著　者　杉山　ゆみ
監修者　今村　幹雄
発行者　山中　洋二
発　行　合同フォレスト株式会社
郵便番号 101-0051
東京都千代田区神田神保町 1-44
電話 03（3291）5200　FAX 03（3294）3509
振替 00180-9-65422
ホームページ http://www.godo-shuppan.co.jp/forest
発　売　合同出版株式会社
郵便番号 101-0051
東京都千代田区神田神保町 1-44
電話 03（3294）3506　FAX 03（3294）3509
印刷・製本　新灯印刷株式会社

■刊行図書リストを無料進呈いたします。
■落丁・乱丁の際はお取り換えいたします。

ISBN 978-4-7726-6080-8　NDC498　188×130